C A N C E R

P A I N

C A N C E R

P A I N

CANCER PAIN

암 환자들의 삶의 질 향상을 소망하는 이들을 위한

암 통증 관리

Roger Woodruff 지음 김미란 옮김

메디컬코리아
Medical Korea

National Library of Australia Cataloguing-in-Publication Data
Woodruff, Roger Cancer Pain 5th ed.
First Edition published 1996 Second Edition published 1999 Third Edition published 2005 Fourth Edition published 2007
Bibliography. Includes index. ISBN 9780958695275(pbk.).
1.Cancer pain. 2.Cancer pain - Treatment. 3.Cancer - Palliative treatment. I. Title.
616.0472
Published by Asperula Pty Ltd Suite 9, 210 Burgundy Street Heidelberg, 3084 Victoria, Australia
Printed in Australia by McPherson's Printing Group, Maryborough, Victoria Typeset by Michael Hanrahan Publishing Services Cover design by Cath Pirret

NOTICE

Whilst every effort has been made to ensure that the patient care recommendations in this book, including the indications and dosages for drug therapies, are correct and in keeping with accepted standards of practice at the time of publication, neither the author nor the publisher can accept any legal responsibility or liability for any errors or omissions that may be made.

It is the responsibility of the reader, before using any drug, to consult the manufacturer's product information sheet in order to check recommended doses, warnings and contraindications. This is particularly important with new or infrequently used drugs.

Contents

저자서문

Pain is perfect misery, the worst of evils
John Milton (1608~1674)

암 환자들은 자주 통증을 겪는다. 일부 환자들은 완화되지 않는 통증을 두려워하고, 일부 의료진들은 이러한 통증은 해결될 수 없는 것이라고 믿기도 한다. 그러나 암 통증과 관련하여 눈에 띄는 성장이 시작되었고, 요즘은 거의 대부분의 환자들에게서 만족할 만한 통증 조절이 약물뿐만이 아닌 다른 요법들을 통해서도 이루어지고 있다. 이 책의 목적은 이러한 정보들을 보다 광범위한 의료계 종사자들이 읽을 수 있도록 하기 위함이다. 그리하여 모든 암 환자들이 적극적인 통증 치료를 받고 그로 인해 고통을 덜받음으로써 보다 양질의 삶을 즐길 수 있게 되기를 소망해 본다.

Roger Woodruff

Melbourne, June 2010

역자서문

번역을 마치며…

2011년 현재 국립 암센터의 통계에 따르면 매해 6만 6천 명의 암 환자들이 생겨나고 있으며, 이들 중 많게는 80~90%의 환자들이 통증으로 인해 고통을 받고 있다고 보고된다. 암 통증은 환자 자신들은 물론 그들의 가족들에게도 고통의 원인이 되고 있으며 삶의 질을 저하시키는 주원인이 되고 있다. 그럼에도 불구하고 다양한 원인들에 의해 암 환자들의 통증은 잘 관리되지 않고 있음을 다양한 연구들을 통해 볼 수 있으며 이런 다양한 원인들 중 큰 부분을 차지하는 것이 간호사를 포함하는 다양한 의료인들의 암 통증에 대한 이해 부족에서 비롯된다. 하지만 이런 통증은 그 원인을 제대로 파악하고 적절한 중재를 할 수 있다면 충분히 관리될 수 있으며 이러한 이유에서 암 통증 관리의 최신 지견이 들어 있는 Dr. Roger Woodruff의 《Cancer Pain》을 번역하게 되었다. 부디 본서가 암 환자들과 그들의 가족들에게 최고의 돌봄을 제공하고 삶의 질을 높여 주기 원하는 모든 의료인들과 학생들에게 도움이 되길 소망해 본다.

2011년 2월

역자 김미란

약어

다음의 약어는 이 책에서 사용된 것들이다.

투여 경로(Route of Administration)
IM(Intramuscular) 근육내의
IV(Intravenous) 정맥내의
PO(oral) 경구적
PR(Per rectal) 항문으로
SC(Subcutaneous) 경피적
SL(Sublingual) 설하의
TD(Transdermal) 경피적
ED(Extradural) 경막외
IT(Intrathecal) 척수내

투여 빈도(Frequency of administration)
PRN(as required) 필요할 때마다
q(frequency) 빈도, 매시간, ~마다, e.g. q4h는 4시간마다를 의미한다

측정(Measures)
μg(Microgram) 마이크로그램
mg(Milligram) 밀리그램
g(Gram) 그램
kg(Kilogram) 킬로그램
ml(Milliliter) 밀리리터
Gy(Gray, a measure of irradiation) 그래이, 방사능의 사용 단위

조제(Preparations)
cap(Capsule) 캡슐
inj(Injection) 주사제
mixt(Mixture) 용액
supp(Suppository) 좌약
tab(Tablet) 알약
IR(Immediate-release) 속효성
SR(Slow-release) 지속성
EC(Enteric-coated) 이중 코팅

01
암과 관련된 통증
CANCER-RELATED PAIN

Pain is a more terrible lord of mankind than even death itself.
Albert Schweitzer(1875~1965)
On the Edge of the Primeval Forest.

진행성 암을 가진 환자들에게 있어서 통증은 가장 보편적인 증상 중에 하나이며, 가장 무서운 증상임이 분명하다. 다행히 대부분의 경우 통증은 그리 심하지 않지만, 불행히도 암 통증이 제대로 치료되어지지 않아 불필요한 통증을 겪는 경우가 자주 있다.

발병률

통증 발생 빈도는 질병의 단계와 종양이 처음 시작된 부위에 따라 다양하다.

40%의 초기 암(30~80% 범위)과 75%의 진행된 암(50~100% 범위)에서 통증이 발생한다. 머리와 목, 비뇨생식기, 식도와 전립선 암에서 통증 발병률이 높게 나타나는 것으로 보고되고 있으나, 백혈병과 림프종에서는 낮은 발병률을 보인다.

대부분의 암 환자들은 한 가지 이상의 통증을 가지고 있다. 진행된 암을 가지고 있는 대상자들을 대상으로 시행한 한 연구에서는, 대상자들의 1/3이 한 곳에, 1/3은 두 곳에 그리고 나머지 1/3은 세 곳 이상의 부분에 통증이 있는 것으로 보고되고 있다.

통증과 고통

환자의 고통은 아마도 다음 중 하나의 요소나 그 이상의 요소들에 의한 것일 것이다.

- 통증
- 다른 신체적 증상
- 심리적 문제

• 사회적 어려움

• 문화적 문제

• 영적 근심 혹은 이들 중 두 개 이상의 복합적 요인들〈그림 1. 1〉

이를 통틀어서 종합적 고통이라고 말할 수 있다. 이런 관계들에 대한 이해는 비록 모든 환자의 고통을 해결해 줄 수는 없다 하더라도 통증 경감의 길을 제시해줄 수 있다.

통증은 자주 고통을 동반한다. 분명하게 예상되는 기간의 제한이 있는 급성 질환에서의 통증은 약간의 고통이 있거나 고통이 없다. 반대로, 암을 앓고 있는 대상자에게서의 급성 통증은 질병의 진행을 나타내거나 (최소한 환자로 하여금 질병이 진행되는 것이라고 생각할 수 있게 함) 종종 심한 고통을 동반하기도 한다. 말기 환자를 간호하고 있는 시설에서는 만성적이고 대상자에게 악영향을 끼치고 있음이 분명한 통증과 이로 인한 고통을 겪는 환자들을 비교적 흔히 볼 수 있다.

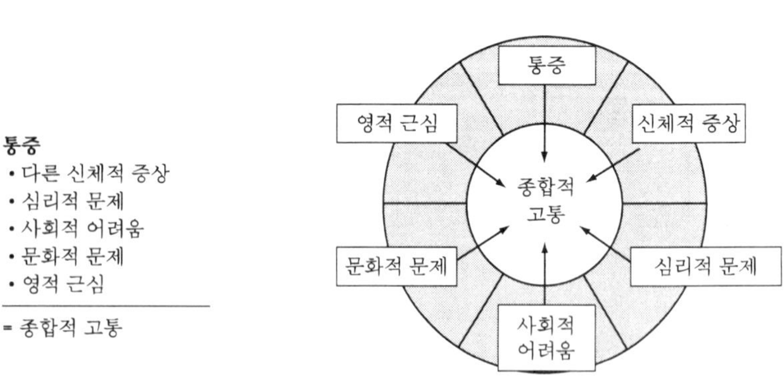

〈그림 1. 1〉 종합적 고통

통증과 고통의 관계는 다양한 고통의 원인들의 상호의존과 상호관계에 의해 더욱 복잡해진다. 경감되지 않은 통증은〈그림 1.2 a〉 다른 신체적 증상들을 악화시킬 수 있고, 심리적 문제들을 심화시킬 수 있으며, 인간관계를 방해하거나 영적 걱정을 두드러지게 할 수 있으며 이러한 모든 것은 고통을 증가시키는 요인들이 된다. 더욱 중요한 것은〈그림 1.2 b〉 통증은 고통을 유발하는 요인들인 다른 신체적 증상, 불안 혹은 우울, 사회적 문제들, 문화적 태도나 영적 근심에 의해 생기거나 악화될 수 있다는 것이다. 이런 다른 요소들에 의한 통증의 지각에 대한 변화는 제4장에서 논의될 임상적 통증의 개념에 있어서 기본이 된다.

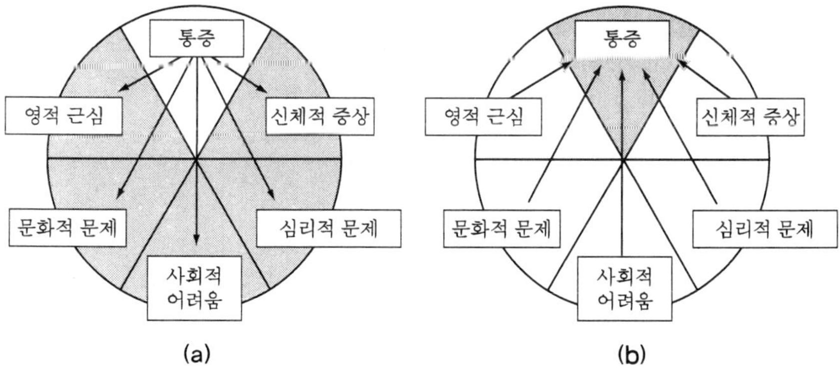

〈그림 1. 2〉 고통을 유발하는 다양한 원인들의 상호의존. (a) 경감되지 않은 통증은 다른 고통 양상들과 관련하여 문제를 유발하거나 악화시킬 수 있다. (b) 고통의 원인들과 관련하여 해결되지 않았거나 치료되지 않은 어떤 이슈라도 통증의 원인이 되거나 통증을 악화시킬 수 있다.

암관련 통증을 가진 환자에의 접근법

고통완화 간호의 목적은 진행성 암을 가진 환자들이 통증이 없는 상태가 되거나 혹은 환자의 기능이나 질적 삶을 방해하는 통증을 효과적으로 조절하는 데 있다. 사용 가능한 약물요법과 다른 치료법들을 사회심리적 측면에 대한 간호를 적절히 병용한 경우, 거의 95%의 대상자들에게서 만족할 만한 통증 조절이 이루어짐이 보여졌다. 하지만 실제적으로 임상에서는 이보다 적은 만족도를 보이고 있는데, 이는 통증 관리가 개선되어야 함을 보여주는 것이다.

진행성 암을 가진 환자의 효과적인 통증 관리를 위해서는 다음 요인들이 절대적으로 필요하다.

- 각 통증에 대한 정확하고 심도 있는 사정
- 암 환자가 겪고 있는 통증의 종류에 대한 지식
- 만성통증에 대한 다른 치료적 접근법
- 어떤 치료 방식을 사용할 것인지에 대한 지식
- 진통제의 작용, 부작용과 약리학에 대한 지식
- 신체적, 심리적, 사회적, 문화적, 영적 요인들과 같이 통증을 악화시키는 문제들에 대한 사정과 치료
- 전체적으로 제공되는 간호 중에서 한 부분을 차지하는 조정된 계획으로서의 통증 치료
- 지속적인 재사정

통증과 고통을 유발하는 다른 원인들의 상호관계는 임상에서 중

요한 의미를 가지고 있다.

- **통증은 고통의 원인이 되는 문제들을 유발하거나 악화시킬 수 있고, 통증은 다른 문제가 밝혀지고 치료되기 전에 조절되어야 한다.**
- **통증은 고통을 유발하는 다른 원인들에 의해 발생될 수도 있고 악화될 수도 있는데 이러한 문제들은 효과적인 통증 조절이 이루어지기 전에 밝혀져야 한다.**

첫 번째 상황에서의 첫 단계는 반드시 통증 조절이어야 하는데, 이는 만약 환자의 통증이 조절되지 않는 상태에서는 심리사회적인 문제에 대해 논의하는 것이 무의미하기 때문이다. 하지만, 심리사회적인 문제나 영적 문제가 통증을 유발하거나 악화시키는 경우와 같은 반대의 상황에는, 심리사회적 문제가 밝혀지기 전까지는 아무리 많은 양의 진통제를 처방한다 해도 통증이 해결되지 않을 것이다.

통증 치료는 환자 간호에 있어서 전인적 치료와 다학과적 접근의 일부가 되어야 한다. 통증과 다른 고통의 요인들 간의 상호관계가 가지는 임상적 중요성이 경시되어서는 안 되는데, 특히 심리사회적 문제에 대한 관심 부족은 완화되어지지 않는 통증의 일반적인 원인임을 기억해야 한다.

- **성공적인 통증 관리는 환자에게 있어서의 모든 고통의 원인들**

을 사정하는 것을 필요로 하고, 통증의 치료는 전체적 간호 안에서 조정된 계획의 일부가 되어야 한다.

02

통증의 정의, 분류와 원인

Definitions, classifications and causes

정 의

가장 광범위하게 인정되고 있는 통증에 대한 정의는 국제통증연구협회(International Association for the Study of Pain; IASP)가 제시한 정의이다.

- **통증은 실제적 혹은 가능성 있는 조직의 손상, 혹은 손상과 같은 조건을 만족시키는 상태와 관련된 불쾌한 감각과 감정적 경험이다. 통증은 항상 주관적이다.**

통증은 항상 주관적이라는 말은 심리 사회적 혹은 영적 문제가 통증 지각에 변화를 가져올 수 있음을 시사하는 매우 중요한 말이다. 고대 그리스의 철학자인 아리스토텔레스(Aristotle)는 통증을 '영혼의 수난' 이라고 표현하면서, 신체 정신적 현상으로 통증의 개념을 잡으며 시사하였다. 이는 다양한 다른 요소들이 통증을 일으키거나 악화시킬 수 있음을 역설하는 것이고, 모든 요인들이 사정과 치료를 위해 고려되어야 한다는 것을 말하는 것이다.

좀 더 임상적인 통증의 정의는 다음과 같다.

- **통증은 환자가 아프다고 말하는 그 자체이고 따라서 통증은 환자가 표현하는 그 자체이지 남들이 어떠해야 한다고 생각하는 것은 아니라는 것이다.**

통증을 묘사하는 데 사용되는 용어들은 복잡하고 혼란스러울 수 있다. 따라서 자주 사용하는 용어들을 〈표 2.1〉에 정리하였다.

〈표 2. 1〉 통증 용어

감각의 감소와 관련

- **무감각(Anesthesia)** 감각의 결손
- **무통각(Analgesia)** 보통 아프게 느끼는 자극에 대한 반응에 있어 통증이 없는 상태
- **감각저하(hypoanesthesia)** 특별감각을 제외한 자극에 대한 감수성이 감소한 상태
- **통각저하(Hypoalgesia)** 정상적으로 아픈 자극에 대한 반응인 통증이 감소한 상태

 ※특별감각(Special senses): 시각, 청각, 미각, 후각

감각의 증가와 관련

- **이질통(Allodynia)** 보통 통증을 유발하지 않는 자극에 의해 통증이 유발된 상태
- **지각과민(Hyperesthesia)** 특별감각을 제외한 자극에 대한 감수성이 증가한 상태
- **과민통증(Hyperalgesia)** 보통 아프게 느끼는 자극에 대해 반응이 증가한 상태
- **통각과민(Hyperpathia)** 자극에 대한 반응의 증가, 특히 통증 역치의 증가와 관련되어 반복적인 것

비정상적 감각

- **무감각부위통증(Anesthesia dolorosa)** 무감각 부위에 통증을 느끼는 것
- **중추통증, 중추신경통(Central pain)** 중추신경계와 관련된 부위의 통증
- **들길차단통증, 구심로차단통증(Deafferentation pain)** 완전하거나 부분적인 신경의 병변에 의한 통증
- **불유쾌한 이상감각(Dysaesthesia)** 자발적 혹은 자극에 의해 나타난 비정상적 감각 중 불쾌감이 동반된 경우
- **신경병증성 통증(Neuropathic pain)** 말초 혹은 중추신경계 손상에 의한 통증
- **감각이상(Paresthesia)** 자발적 혹은 자극에 의해 나타나는 비정상적 감각
- **작열통(Sympathetic type pain; causalgia)** 일관적으로 타는 듯한 통증, 무해자극통증, 통각과민이 신경 부위의 손상 혹은 혈관운동 이상과 발한기능부전 그리고 후기영양 변화와 결부된 통증 증후군

다른 용어

- **돌발 통증(Breakthrough pain)** 활동 중이나 진통제를 투여하고 있을 때 나타나는 통증
- **돌발성 통증(Incident pain)** 돌발 통증 중 움직이거나 일어서는 것과 같이 특정한 상황에서만 나타나는 통증
- **근막통(Myofascial pain)** 국소적 약점(자극점)의 존재, 피부절을 제외한 다른 부위로 방사되는 국소적 통증을 유발하는 자극 등으로 특징지어지는 근육의 장애

계속

- **근육통(Neuralgia)** 신경(들)이 분포된 곳에 있는 통증
- **신경병증(Neuropathy)** 통증이 동반되거나 혹은 그렇지 않은 신경의 기능 장애
- **통각통증(Nociceptive pain)** 말초신경 말단에 화학적 혹은 물리적 자극이 가해져서 생기는 통증
- **통증 역치(Pain threshold)** 통증을 느끼게 하는 최소의 자극
- **통증 내성(Pain tolerance)** 대상자가 참을 만한 정도의 통증
- **감각역치(Sensory threshold)** 지각되는 최소한의 자극

Adopted from: IASP Subcommittee on taxonomy. 2008 www.iasp-pain.org.

분 류

다양한 통증의 분류를 〈표 2. 2〉에 정리하였다.

〈표 2. 2〉 암 환자들이 겪는 통증의 분류

시간에 따른 분류	병태생리적 분류	원인에 의한 분류
급성(acute) 만성(chronic) 돌발성(incident)	통각수용성(nociceptive) 신체성(somatic) 내장성(visceral) 신경병증성(neuropathic) 중추성(central) 말초성(peripheral) 작열통(sympathetic) 심인성(psychogenic)	암에 의한(due to cancer) 치료에 의한(due to therapy) 암 이외의 일반적 질환에 의한(due to general illness but not cancer) 암이나 암 치료와 무관한(unrelated to cancer or therapy)

급성과 만성통증

- **급 · 만성통증은 각기 다른 신체적 증상들과 심인적 관계를 가지고 있고, 따라서 치료를 위해서는 다른 접근이 필요하다.**

급성통증(Acute pain) 급성통증은 주로 한정적인 급성손상이

나 질병으로부터 기인한다〈표 2. 3〉. 이는 분명히 알 수 있는 발병일과 기간의 한정성이 있으며, 예측 가능하다〈그림 2. 1〉. 급성통증은 불안과 빈맥, 빈호흡, 고혈압, 발한, 동공확대와 창백함과 같은 교감신경의 과잉활동에 의한 임상 증상들이 동반된다. 이런 증상들은 응급실에서 흔히 볼 수 있는데, '분명한 통증' 을 겪고 있는 환자의 특징으로 인식되는 것들이다. 만일 급성통증이 암의 진행을 의미한다면(혹은 환자가 그렇게 생각한다면), 이것은 만성통증에서 더 보편적으로 보이는 우울증과 금단증상과 관계된 것일 수 있다. 자신의 질환과 통증에 대해 표현할 수 있는 환자들은 흔히 이해하는 모습과 긍정적 태도를 일시적으로 보일 수 있다. 치료는 필요에 따라 단기간 동안 진통제를 사용할 수 있고 주로 통증을 유

〈표 2. 3〉 급성 · 만성 통증

	급 성	만 성
발병	• 발병 시기가 뚜렷함	• 발병 시기가 불명확함
원인	• 급성 손상이나 질환	• 만성적인 진행
기간	• 며칠/몇 주 – 예상 가능하고 제한적	• 몇 달/몇 년 – 예상 불가능하고 제한이 없음
생리	• 교감신경 과잉활동 '분명히 통증 있음'	• 교감신경의 과잉행동이 없음, '통증이 있는지 불분명함'
정서	• 불안	• 우울, 다른 심리학적인 변화가 있음
인지	• 일시적 질환에 대해 긍정적 반응, 의미 있음	• 긍정적 의미 부족, 의미 없음
행동	• 회복될 때까지 활동 안함	• 생활양식의 변화, 기능적 능력의 변화, 집안에 틀어박혀 있음
치료	• 손상과 질병에 대한 치료, 필요 시 단기적인 진통제 사용	• 근본적 원인의 치료, 통증 예방을 위한 규칙적인 진통제 사용 필요, 심리사회적 지지간호

※ 만성통증이 만일 암의 진행에 의한 증상이라면 분명히 부정적 의미를 가질 수 있다.

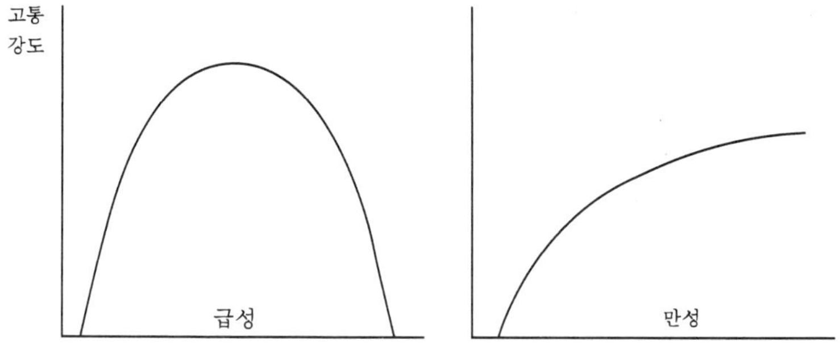

〈그림 2. 1〉 급 · 만성통증

발하는 급성질환과 손상의 치료에 초점을 맞춰 시행한다.

만성통증(Chronic pain) 만성통증은 만성적 병의 경과에 의해 비롯된다. 만성통증은 또한 점진적이고 불분명한 발병시기를 가지고, 감소되지 않고 지속되며 오히려 진행적으로 더 심해질 수도 있다. 환자는 우울해 보이고 집에만 틀어박혀 있으며, 보편적으로 교감신경이 과잉활동에 의한 증상이 없기 때문에 종종 '통증을 경험하고 있는 사람 같지 않다' 는 꼬리표가 붙을 수 있다. 만성통증을 가지고 있는 사람들은 종종 무기력, 무감동, 식욕부진과 불면증 같은 우울증상을 보일 수 있다. 생활양식과 기능적 능력의 점진적인 변화에 따라서 인격의 변화가 올 수 있다. 악성종양에 의한 만성통증을 가진 환자가 아닌 경우, 통증은 긍정적 의미가 부족하다고 얘기될 수 있고 악성종양에 의한 통증을 가진 환자인 경우, 통증은 긍정적 의미가 부족한 것뿐만 아니라 질병의 예후와 삶의 기대에 관하여 명백하고 부정적인 의미를 가질 수 있다. 암과 관련된 만성통증은 가능한 근본적인 질환의 치료를 필요로 하며, 통증의 조절과 재발 예방을 위한 규칙적인 진통제의 사용과 심리적 · 사회적 지지를 필요로 한다.

암성 만성통증을 가진 환자는 명백한 정신적 · 사회적 문제를 가지고 있을 수 있는 비 암성 만성통증 환자와 분류돼야 한다. 비 암성 통증을 가지고 있는 환자는 그들의 고통스러운 상황과 그에 따른 보상에 대한 의존성 때문에 '통증행동' 을 가지고 있을 수 있고 따라서 지지적 간호 중재와 대부분의 암 환자에게 효과가 있는 진통제의 사용에 제대로 반응하지 않을 수 있다. 비 암성 만성통증 환자들에게 쓰인 유사한 방법들과 효과적인 조절법은 만성적인 암성 통증의 치료에는 거의 효과적이지 않다.

급성과 만성을 구분짓는 선을 긋는 것은 어렵다. 비 암성 통증을 가진 환자에게는 만일 통증이 손상이나 질병이 나을 것이라고 기대했던 시간보다 오래 지속될 경우 만성통증이 있다고 말할 수 있다. 암성 통증이 있다고 기록된 환자, 그리고 나을 것이라거나 치료에 반응할 것이라고 예견되는 급성손상이나 질환이 없는 경우, 통증이 2주 이상 남아 있으면 만성통증이 있는 것이라고 고려되고 우선적으로 치료가 이뤄져야 한다.

돌발성 통증(Incident pain) 돌발성 통증은 일정한 활동이나 일어서는 것과 같이 특정한 상황에서만 나타난다. 이는 만성통증으로 간주되어야 하지만 통증의 간헐적 성격 때문에 가능한 때에 따른 중재를 제공하는 것이 좋다.

통각통증, 신경병증성 통증 그리고 심인성 통증

통각통증(Nociceptive pain) 통각적 혹은 생리적 통증은 특수 감각 수용체와 조직에 있는 통각수용기에 자극이 주어졌을 때 생긴다. 이때 사용되는 신경통로는 정상적이고 손상되지 않은 상태이다. 피부나 외부 구조에서 비롯된 신체의 통증(Somatic pain)은 보편적으로 잘 국소화되어 있고 쑤시듯 아픈(aching), 날카로운(sharp), 욱신욱신한(throbbing) 혹은 누르는 듯한(pressure-like) 통증으로 묘사된다. 깊이 자리한 기관에서 오는 장기통증(Visceral pain)은 잘 국소화되어 있고, 윗부분으로 더 넓게 느껴지며 종종 피부와 관련된 부위의 통증으로 느껴진다. 장기통증은 깊고 쑤시는 듯한(a deep aching), 혹은 만일 기관의 피막이 관련되어 있을 경우 날카로운 통증으로 변할 수 있는 욱신욱신한(throbbing) 통증으로 묘사된다. 속이 빈 장기의 폐쇄는 갉는 듯한(gnawing) 통증 혹은 산통(colicky pain)을 유발한다.

신경병증성 통증(Neuropathic pain) 신경병증 통증은 말초 혹은 중추신경의 손상에 의해 생긴다. 중추신경계 병변을 가진 신경병증 통증은 중추신경통이라 불리고 non-dermatomal로 분류된다. 말초신경계에서 비롯된 통증은 자주 구심로차단성 통증(deafferentation pain)으로 불리고, dermatomal로 분류된다. 통증은 손상된 신경이 비정상적으로 자극에 반응하거나 자발적으로 방전되기 때문이다. 신경병증성 통증은 타는 듯한(a burning), 벌에 쏘인 듯한 느낌(stinging feeling) 혹은 콕콕 쑤시는(a shooting), 찌르는 듯한(lancinating) 통증으로 가장 많이 표현된다. 과민통증(hyperalgesia), 불유쾌한 이상감각(dysaesthesia)와 이질통(allodynia)과 같은 신경병증성 통증을 묘사하는 단어들은 〈표 2. 1〉에 나와 있다.

작열통(Sympathetic pain) 교감신경의 손상은 작열통의 원인이 될 수 있다. 이는 타는 듯한 통증(burning pain)과 이질통(allodynia), 구심로차단성 통증과 유사한 것으로 특징지어진다. 영향을 받은 부위에서는 홍반, 창백, 부종과 같은 혈관운동성의 불안정성과 발한과 같은 땀샘운동성의 비정상적인 변화와 피부가 얇아지거나 피하조직의 위축과 같은 영양작용의 변화가 교감신경계 기능이상에 의해 온다. 작열통은 비마약성 진통제와 마약성 진통제에 덜 민감하지만 부분적 교감신경차단술이 효과적인 경우가 많다.

심인성 통증(Psychogenic pain) 심인성 통증은 환자가 신체적으로 문제가 없으나 다른 정신병리학적인 이유로 생긴 통증을 말한다. 심리적 요인들이 통증의 지각에 크게 영향을 미친다고는 하지만 단순히 심리적 통증이 암에 의해 생기지는 않는다.

종양에 의한 통증

뼈(Bone) 암이 직접적으로 통증을 일으키는 데 기인하는 가장 빈도 높은 원인은 뼈로의 전이이다. 뼈로의 전이는 국소적 뼈의 파괴, 병리적 골절의 원인, 주위 조직으로의 침윤, 이차적인 근육의 경련, 혹은 척추신경이나 말초신경과 같은 신경계 구조물 압박의 원인이 된다.

신경(Nerves) 말초신경으로의 침윤이나 압박은 신경이 손실된 부위에 둔한 아픔을 유발하거나 지속적으로 피부표면에 타는 듯한 통증을 일으킨다. 상완신경총이나 요천추신경총의 침윤은 통증과 운동신경의 증상을 동반한 신경근들이 연관된 부위의 감각 상실을 초래한다.

연조직(Soft tissue) 연조직으로의 침윤은 국소조직의 파괴와 근막(fascia)이나 골막(periosteum) 같은 통증에 민감한 조직으로의 침윤에 의해 통증을 유발할 수 있다. 이는 또한 신경이나 혈관으로의 침윤 혹은 압박을 가함으로써 통증을 유발하기도 한다. 피부나 점막으로의 침윤은 이차적 감염에 의해 악화되는 국소적 통증의 원인이 된다.

내장(Viscera) 내장으로의 침윤은 충분히 국소화되지 않는 표면의 통증을 동반한 심부 통증의 원인이 된다. 조직을 둘러싸고 있는 막의 침습은 잘 국소화되고 국소적 압통을 동반한 더 날카로운 통증을 유발한다. 속이 빈 장기로의 침윤은 산통과 국소화되지 않는, 관련통을 동반한 통증의 원인이 된다.

치료와 관련된 통증

진단이나 암의 단계(staging)을 결정하기 위한 시술, 수술, 화학요법과 방사선요법은 모두 통증을 유발할 수 있다〈표 2. 4〉.

고통스러운 신경병증은 수술 후에 생길 수 있으나 개흉술, 목 부위의 절개, 유방절개술 등이 통증을 가장 자주 일으킨다. 절단수술을 받는 대상자들은 사지의 통증이나 환상통(phantom limb pain)이 생길 수 있다.

화학요법과 방사선요법은 통증을 동반한 점막염의 원인이 된다. 고통스러운 신경병증은 상완신경총이나 요천추신경총에 방사선요법을 시행한 수개월이나 수년 후에도 생길 수 있고, 통증이 있는 골수증은 척추 치료 후에 생길 수 있다.

질병악화에 의한 통증

질병악화의 결과에 의해서도 진행성 암 환자들은 적은 비율의 통

〈표 2. 4〉 치료에 의한 통증의 예

진단과 암의 단계결정을 위한 시술
수술
• 개흉술, 목 부위의 절개, 유방절개술 후의 신경병증
• 절단수술 후 사지의 통증이나 환상통
화학요법
• 점막염
• 정맥염, 조직의 괴사(extravasation에 의함)
• 신경병증(vinca alkaloid제제에 의함)
• 근육통, 관절통(corticosteroid 투약중지에 의함)
방사선 요법
• 점막염, 신경병증, 골수증

증을 경험할 수 있다〈표 2. 5〉.

근막의 통증은 근육과 그 주위 근막에서부터 비롯되고, 국소적 압점(자극점), non-dermatomal 방식으로 방사되는 국소의 통증을 유발하는 자극에서 비롯된다. 근막의 통증은 일반인들에게 보편적이나 질병이 악화되었거나 악액질 상태에 있는 암 환자들에게서 더 많이 나타난다.

암이나 암 치료와 무관한 통증

약 15%의 암 통증 대상자에게 있어, 그들의 통증은 암이나 치료와는 무관한 것이다. 다양한 형태의 관절염과 허혈성 심질환에 의한 통증, 그리고 혈관계 질환에 의한 통증들이 대부분 이 경우에 해당한다.

〈표 2. 5〉 질병악화에 의한 통증의 예

- 변비
- 욕창
- 위팽창
- 역류성 식도염
- 도뇨관 삽입에 의한 방광경련
- 혈전증, 색전증
- 점막염
- 근골격계 통증; 활동의 감소에 의한 경우, 근막의 통증, 별난 행동에 의한 경우
- 감염
- 대상포진 감염 후의 신경통

03

신경생리학

Neurophysiology

통증은 통각수용체의 자극에 의해 생기는데, 이는 척추의 후각으로 전해지는 말초신경으로 충격이 전해진다. 거기에서 척추시상로의 연접세포들은 뇌교와 시상부를 통해 척추로 충격을 전달한다. 시상부에서부터, 충격은 통증을 지각하고 그에 반응하게 하는 대뇌피질의 다양한 영역으로 전달이 된다〈그림 3. 1〉.

피부에 있는 통각수용체와 연결조직들(신체 통각수용체들)과 내장(내장 통각수용체들)은 압력, 열, 내장의 팽배 등과 같은 물리적 자극에 의해 자극을 받을 수 있으나 보편적으로는 조직 손상이나 염증 후에 오는 화학적 자극들에 의해 더 잘 활성화된다. 조직의 손상은 수용체에 영향을 주는 프로스타글란딘(prostaglandins), 브래디키닌(bradykinin), 세로토닌(serotonin), 히스타민(histamine), 포타슘(potassium)과 수소이온(hydrogen ions)과 같은 다양한 통증유발 물질들을 분비하는 결과를 초래한다. 프로스타글란딘(prostaglandins)은 조직 손상과 통각성 통증의 순환에 있어서 중요한 역할을 담당하고, 이는 통증 치료 시 프로스타글란딘 합성효소 억제제가 듣지 않음을 설명해 준다. 통증유발 물질들은 열이나 압력에 대한 반응, 자극의 발단 감소와 촉진활성화 감소와 같이 다른 신경의 말단부에도 작용을 하는 것으로 보인다.

신체 통각수용체의 신경섬유들은 말초신경을 따라 이동하고 후근을 통해 척추로 들어간다. 내장 통각수용체의 경우, 약 20% 정도가 복부로로 들어오며 이는 후근의 외과적 절제(척추 신경근 절단수술)이 장기의 통증 조절을 실패하게 하는 이유를 설명한다. 내장과 신체 구심신경섬유들이 척추에 존재하는 하나의 신경세포로 모

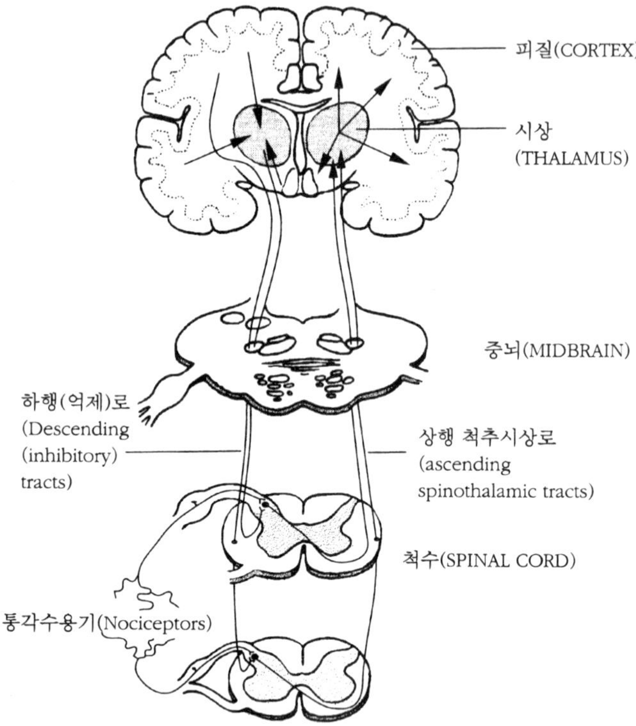

〈그림 3. 1〉 통증 통로를 단순화한 도표

이고, 상행 척수 섬유들은 장기와 피부에서의 충격에 보편적이다. 이것이 해부학적인 근거로 본 특정 피부절에서의 통증에 의한 장기의 통증이 동반되는 통증을 이른다.

척추의 후근에 있는 상행 척추시상로의 섬유질과 같이 있는 구심성 감각 신경연접부는 직접적이거나 연결섬유의 복합 시스템을 통해서 혹은 내부신경세포를 통해서 P물질과 글루타민산을 포함한 다양한 신경전달물질들을 사용한다. 구심성 감각 섬유의 전연접부 말단은 엔도르핀과 같은 내인성 마약성 물질들 혹은 외인성 마약성 진통제와 결합하는 마약수용체를 가지고 있다. 이러한 결합은 구심성 감각섬유에 의한 신경물질의 방출을 줄이거나 차단하고, 통증에 대한 감각을 줄이거나 해소시킨다. 이것이 외인성 마약성 진통제가 활동하는 처음 부위가 된다. 비슷한 예로, 알려진 바와 같이 신경전달물질로서의 엔도르핀과 같이 후근에 있는 억제성 신경섬유들이 활성화되는 것은 통증을 감소시킬 수 있다. 억제성 신경섬유들은 뇌로부터 온 하행로에서의 활동성이나 같은 부위에 있는 다른 감각섬유의 활동성에 의해 자극을 받으며, 이는 왜 마사지나, 열 혹은 전기적 자극을 통증 부위에 적용했을때 통증을 감소시키는지를 설명해 준다.

후근에 있는 다른 수용체들은 반대의 효과를 줄 수도 있다. N-methyl D- aspartate(NMDA) 수용체의 활성화는 후근세포를 민감하게 하고 통증에 대한 감각을 촉진시키거나 지속시키며, 신경성 통증에서 마약성 제제에 대한 민감성을 줄이는 역할을 하기도 한다. NMDA 수용체 길항제인 케타민(ketamine)이 이런 상황에서의 통증완화에는 효과적일 수 있다.

상행척추시상로는 통증을 뇌로 전달하는 주요 통로이나 다른 여러가지 통로들이 더욱 작은 부위로 얽혀 있다. 이러한 추가적인 통로들은 외과적으로 척추시상로를 차단함에도 통증 이완이 완전히 되어지지 않는 이유를 설명하는 것이다. 시상부로 전달된 통증 자극은 통증을 국소화시키고 판단하는 두정엽의 감각영역, 통증에 있어서 감정적이고 자동적 반응을 보이는 것과 관계된 대뇌 변연계, 통증에 대한 기억을 담당하는 측두엽, 통증의 중증도를 사정하고 이에 대한 감정적 반응을 인지하는 기능을 가진 전두엽 등 대뇌 피질의 여러 부위로 옮겨간다.

중추적인 통증억제에 대한 내인적 메커니즘은 중뇌와 뇌간에서 하행하는 통로에 의한 후근에서의 통증 자극의 억제이다. 이들 중추는 피질, 시상과 다른 뇌간 중추들에서 자극을 받아들이고, 다양한 하행통로, 척추의 후근에 있는 억제내부신경세포의 자극은 진통제를 생산해 내거나 통증을 줄인다. 하행억제통로와 관계된 신경전달물질들은 노르아드레날린(noradrenalin)과 세로토닌(serotonin)이다. 이는 전연접부위 재흡수를 차단시키는 약물과 아미트립틸린(amitriptyline)처럼 후연접부의 활동을 증가시키는 물질이 진통제의 역할을 증가시켜주는 이유를 설명해 준다.

신경증성 통증은 조직 손상이나 염증에 의한 통각수용체의 자극에서 기인하기보다 신경 손상이나 신경조직 손상에 의한다. 또한, 손상된 신경의 자연적인 전기적 활동이나 증가된 외적자극에 대한 민감성은 통증을 유발하고 관련된 신경통로는 통각수용과 동일하다. 구심감각섬유소들의 손상은 후근에 있는 영향받은 섬유소의 전연접부 말단에서의 눈에 띄는 마약 수용체의 수적 감소를 낳고, 이는 신경성 통증에서 마약의 민감성이 떨어지는 이유에 대한 설명을 가능케 한다. 교감신경섬유의 손상은 신경성 통증이 혈관운동성 불안정성과 발한운동성의 변화와 같은 자율신경계의 기능 이상을 동반한 교감형 통증을 초래할 수 있다.

비록 통증과 관련된 모든 자율적, 생리적, 약리적 관계에 대해서는 마무리지어지지 않은 기록으로 남아 있지만, 통증 자극을 조절하는 주요 영역은 1960년대에 Melzack과 Wall이 그들의 '관문통제' 이론에서 처음 제시한 것 같이 척추 후근에 있는 것이 분명하다. 척추 후근에서의 통증의 변화는 왜 통증 자극들이 피질이나 피질하층, 그리고 척추의 활동(심리적 요인들, 다른 부위에서의 통증, 그리고 같은 말초신경에 있는 감각섬유들이 동시에 느끼는 자극을 포함) 등에 의해 변화될 수 있는지 설명해 준다.

만성통증은 신경계에 다른 변화들을 초래한다. 수용체와 전달물질의 변화는 척추와 뇌에서 일어나는데, 이는 통증을 지속시키거나 마약성진통제의 민감성을 떨어뜨릴 수 있다. 생리적 변화들에 대해서는 현재 불완전하게 정의된 상태이나, 임상적으로 봤을 때 분명한 것은 **만성통증은 가능한 빠르게 제대로 조절되어야 한다는 것이다.**

04

통증 인지를 변화시키는 요인들

Factorsthatmodifytheperceptionofpain

임상적 통증의 개념

통증은 언제나 주관적이고 통증 인지는 어떤 문제들이나 통증, 다른 신체적 증상들, 심리적 문제들, 사회적 문제들, 문화적 문제들과 영적 고민과 관련하여 고통의 원인들이 될 수 있는 요소들에 의해서 변할 수 있다. 신체적 통증(암, 항암치료, 혹은 이와 상관없는 다른 원인들에 의한 생긴 통증)은 이러한 요인들에 의해 변할 수 있고 결과적으로는 임상적 통증이 되는 것이다〈그림 4. 1〉. 이런 변화 요인들은 통증 인지에 긍정적이거나 부정적인 효과를 주어 통증을 완화하기도 하지만 악화시킬 수도 있다. 임상에서 변화요인들은 보통 통증역치를 감소시키거나 통증에 대한 민감도를 증가시킴으로써 통증을 악화시킨다. 그러나 이런 요소들은 통증 개선

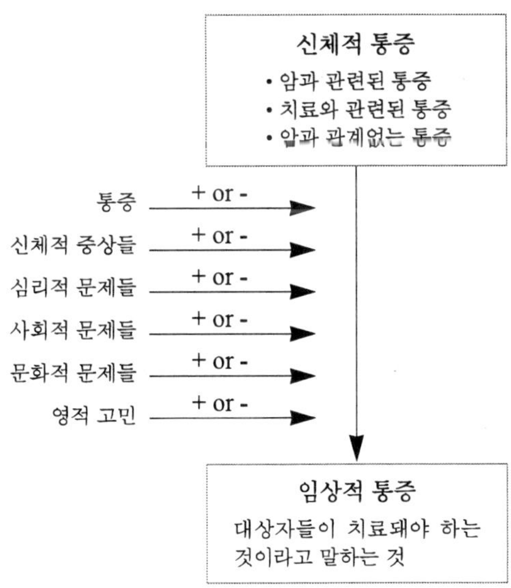

〈그림 4. 1〉 임상적 통증의 개념

의 효과가 되기도 하는데, 어떤 환자들은 그들이 현재 상태에서 예상했던 것보다 훨씬 적은 통증을 경험하고 있다고 얘기하기도 한다. 어떤 상황에서는 환자들은 그들이 겪는 통증을 사회심리적인 문제의 탓으로 크게 돌릴 수 있는 것이라고 보고하기도 한다.

임상적 통증은

- **환자들이 통증이라고 말하고 꼭 치료되어야 한다고 말하는 것이다.**
- **다양한 고통의 원인들과 통증 인지 간의 상호작용이라고 말할 수 있다.**
- **이런 다른 문제들의 사정은 환자의 통증 조절이 성공적이기 위해서 임상에서 꼭 필요한 것이다.**

통증과 관련된 변화 요인들

중증 통증이나 진행성 통증인 경우, 통증이 여러 부위에 있거나 통증 부위의 수가 증가하는 경우, 활동에 제약을 주는 것이 확실한 경우, 혹은 제대로 이뤄지지 않은 통증 관리는 모두 통증 인지를 악화시킬 수 있고, 그 반대의 상황들에서는 통증을 줄일 수 있다.

- **효과적인 통증의 관리는 앞으로 생길 수 있는 통증의 치료를 포함한다.**

다른 신체적 증상들

완화되지 않은 통증에 의해 불면증, 기진맥진, 혹은 피로가 있는 환자는 이러한 과정들을 통해 고통받지 않는 환자들에 비해 더 심한 통증을 호소한다. 지속적인 기침, 반복적 구토 혹은 오래된 딸꾹질은 통증, 특히 뼈의 통증을 악화시킬 수 있다. 또한 호흡곤란, 설사, 요실금, 변실금이나 치질과 같은 곤란을 겪고 있는 경우에는 통증 인지가 악화될 수 있다.

- **다른 신체적인 증상들을 완화시키는 것은 통증 조절을 증진시킬 수 있다.**

심리적 문제들

심리적 문제들은 통증 인지에 영향을 미치는 가장 일반적인 요소들이다. 암 환자에게 있어서 심리적 곤란의 원인이 될 수 있는 것들은 다양할 수 있다〈표 4. 1〉. 이 원인들은 질병, 환자 자신, 사회적 상황, 치료 혹은 치료 팀과 관련된 것일 수 있다.

심리적 문제들은 자주 불안과 우울이라고 단순히 표현되지만, 임상에서는 광범위한 심리적 반응과 신체적 증상들이 모두 밑에 깔려 있는 심리적 문제를 반영한다는 것을 명백히 할 수 있다. 분노, 불안, 절망, 부정, 죄책감, 비탄, 슬픔, 무감동, 수동성과 회피와 같은 것들이 이런 심리적 문제들에 포함이 된다.

통증을 가지고 있는 환자의 평가는 필수적으로 심리적 문제에 대한 사정과 치료계획을 포함해야 한다. 지각되지 않았거나 치료되지 않은 심리적 문제는 통증을 악화시키겠지만, 만약 심리적 문제가 없거나 심리적 문제를 성공적으로 해결할 수 있다면, 통증완화를 크게 도울 수 있을 것이다.

• **심리적 문제에 대한 지각의 실패는 완화되지 않는 통증의 일반적인 원인이다.**

〈표 4. 1〉 암 환자에게서 심리적 문제 요소들

질병	빠른 질병의 진행, 짧은 수명 완화되지 않은 통증 조절되지 않는 증상들 손상, 불능과 신체적 의존성 심리적 고갈을 초래하는 오랜 기간의 질환
환자	통증에 대한 공포, 죽음, 손상 조절, 의존성, 존엄성의 손실(혹은 손실에 대한 공포) 도울 수 없고 희망이 없다는 느낌 안 좋은 예후에 대한 예측 혹은 그런 가능성에 대한 공포 자존감의 상실 직업, 사회적 지위, 가족 역할의 상실 혹은 이에 대한 공포 소외된 느낌(실질적 혹은 감지적) 개인적, 내면적, 재정적, 종교적으로 정리되지 않은 일들 가족에 대한 공포 불안인격, 신경증, 건강염려증 문화적 차이에서 오는 문제들
사회	이전부터 있어 왔던 가족의 문제 불충분한 사회적 지지, 자원 경제적 어려움
치료팀	대화의 부족 쓸모 없음, 흥미 없음 정보의 부족 지속적 간호의 부족 문화적으로 무감각한 태도 토론되지 않은 영적, 종교적 문제
치료	진단의 지연 여러 번의 치료 실패 관료적 형식주의

사회적 문제들

보통 암 환자는 사회적으로 고립되지 않고 가족과 친구들을 가지고 있으며 또한 사회적이고 재정적인 책임감을 가지고 있다. 암은 종종 이러한 관계에서 파괴적 영향을 가지고, 질병의 과정을 악화시킬 수 있는 다양한 사회적 문제들을 초래한다〈표 4. 2〉. 사회적으로 어려움을 겪는 것들은 통증을 악화시킬 가능성이 크고, 이런 문제들의 성공적인 해결책은 통증 완화를 크게 도울 수 있을 것이다.

〈표 4. 2〉 암 환자에게 있어서 사회적 문제들

개인적인 사회문제들
- 버려진 듯한 느낌
- 지루함, 정신적 격리
- 돌봄 제공자들 혹은 가족의 부족/돌봄 제공자들 혹은 가족의 지지 부족
- 사회적 지지 부족, 사회적 격리
- 감정적 · 인관관계 · 재정 · 영적으로 끝나지 않은 일들

인간관계와 관련된 문제들
- 질병에 대한 환자의 반응이 원인인 경우: 불안, 우울, 공포, 분노, 죄책감, 예상된 슬픔
- 질병에 대한 타인의 반응이 원인인 경우: 불안, 우울, 공포, 분노, 죄책감, 예상된 슬픔, 기진맥진함
- 존재하고 있던 인간관계 문제의 악화
- 결혼생활의 문제

가족 문제들
- 역할 변화, 새로운 역할
- 가족의 부적응
- 의존자를 위한 앞으로의 간호준비

자가 간호와 관련된 문제들
- 신체적 지지의 필요: 의존성의 증가
- 일상생활을 위한 도움의 필요, 집안 환경의 변경

재정과 법적 도움의 필요성

- **확인되지 않은 사회적 문제들은 완화되지 않는 통증을 초래할 수 있다.**

문화적 문제들

다양한 문화적 차이는 질병, 고통, 죽음에 대한 사람들의 태도에 큰 영향을 끼치고, 이는 통증 인지에도 영향을 끼칠 수 있다. 어떤 문화집단들은 통증에 대하여 보다 냉정한 반응을 보인다. 개인의 문화적 배경을 제대로 고려하지 않거나 문화적으로 무관심하게 관리하는 것은 통증을 악화시킬 가능성이 크다. 통증에 대한 의사소통과 치료장애를 유발할 수 있는 언어의 벽 또한 통증을 악화시킬 수 있다.

- **문화적으로 적절한 관리와 언어 장애의 극복은 통증을 줄일 수 있다.**

영적 근심들

모든 인간은 그들이 종교적이든 아니든 그들 나름의 고유한 영성을 가지고 있다. 영성은 개인 존재의 목적과 의미를 포함한다. 암 대상자, 특히 진행성 질환을 가진 대상자들에게는 영적 근심과 관련된 문제들이 자주 발생한다. 이런한 문제들은 삶의 의미나 가치, 과거 삶에 대한 후회 혹은 죄책감, 분노 혹은 불공평하다고 느끼는 감정, 고통에 대한 질문들 혹은 죽음의 비밀과 관련될 수 있다. 특정 종교 행위를 보아온 대상자들은 그들의 종교와 관련하여 영적 문제를 가질 수 있다. 영적 문제들은 통증 인지에 많은 의미 있는

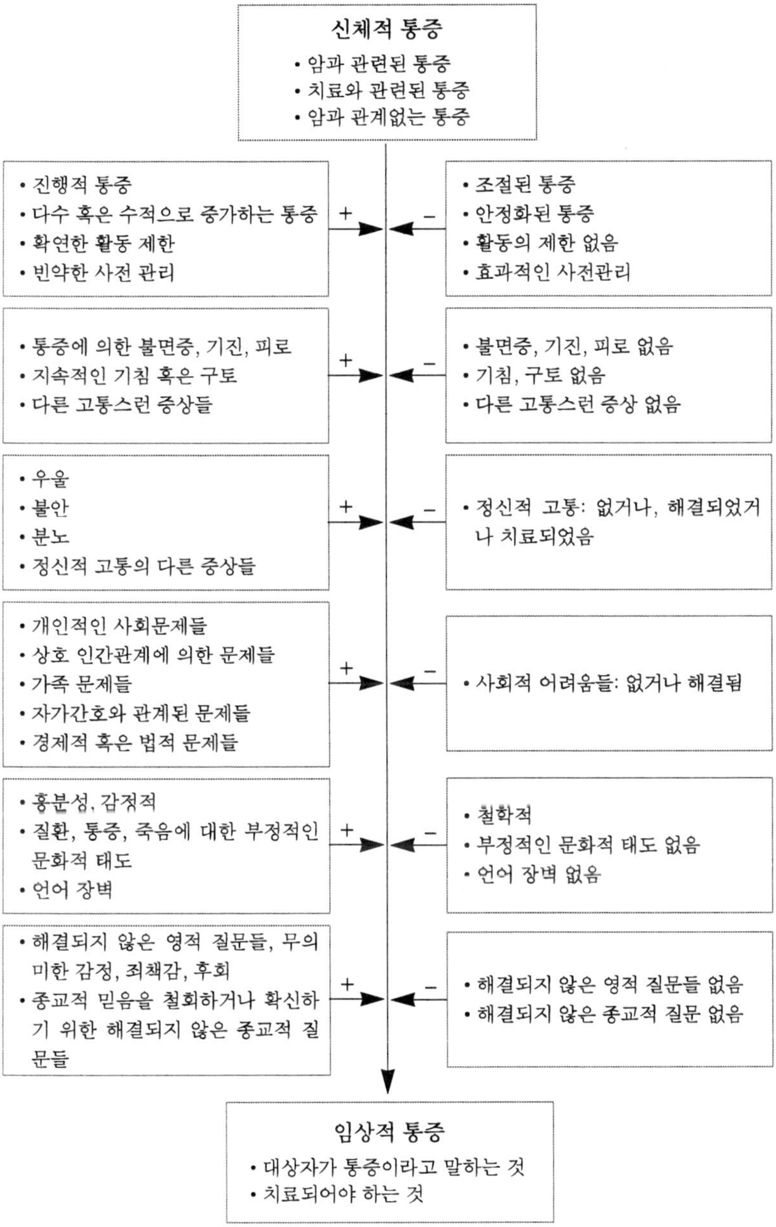
신체적 통증
• 암과 관련된 통증
• 치료와 관련된 통증
• 암과 관계없는 통증
• 진행적 통증
• 다수 혹은 수적으로 증가하는 통증
• 확연한 활동 제한
• 빈약한 사전 관리
+
−
• 조절된 통증
• 안정화된 통증
• 활동의 제한 없음
• 효과적인 사전관리
• 통증에 의한 불면증, 기진, 피로
• 지속적인 기침 혹은 구토
• 다른 고통스런 증상들
+
−
• 불면증, 기진, 피로 없음
• 기침, 구토 없음
• 다른 고통스런 증상 없음
• 우울
• 불안
• 분노
• 정신적 고통의 다른 증상들
+
−
• 정신적 고통: 없거나, 해결되었거나 치료되었음
• 개인적인 사회문제들
• 상호 인간관계에 의한 문제들
• 가족 문제들
• 자가간호와 관계된 문제들
• 경제적 혹은 법적 문제들
+
−
• 사회적 어려움들: 없거나 해결됨
• 흥분성, 감정적
• 질환, 통증, 죽음에 대한 부정적인 문화적 태도
• 언어 장벽
+
−
• 철학적
• 부정적인 문화적 태도 없음
• 언어 장벽 없음
• 해결되지 않은 영적 질문들, 무의미한 감정, 죄책감, 후회
• 종교적 믿음을 철회하거나 확신하기 위한 해결되지 않은 종교적 질문들
+
−
• 해결되지 않은 영적 질문들 없음
• 해결되지 않은 종교적 질문 없음
임상적 통증
• 대상자가 통증이라고 말하는 것
• 치료되어야 하는 것

〈그림 4. 2〉 임상적 통증

효과를 준다. 영적 문제들은 쉬 못보고 지나가거나 무시될 수 있다. 주요 영적 · 종교적 문제들은 흔하지는 않지만 진통제가 잘 듣지 않는 심한 통증의 원인이 될수 있다.

- **지각되지 않은 영적 혹은 종교적 문제들은 종종 완화되지 않는 심한 통증의 원인이 된다.**

05
통증 사정
Assessment of pain

임상에서의 사정

성공적인 치료를 위해서는 포괄적이고 종합적인 임상 사정이 기본이 된다.

대상자의 표현을 받아들여라 대상자가 표현하는 통증의 종류와 중증도는 진실로 받아들여져야 한다. 통증은 언제나 주관적이고 대상자의 통증은 대상자들이 말하는 그것이지 남들이 그래야 한다고 생각하는 그것은 아니다. 만약 의료인-대상자의 관계에서 신뢰가 형성되기 원한다면 이는 꼭 필요한 것이며, 만약 의료인이 대상자를 믿지 않거나 대상자에게 흥미를 가지고 있지 않다면, 대상자는 자신의 통증을 보고하지 않거나 혹은 과장하는 방법을 사용하는 보상 심리를 이용하게 된다.

통증을 꼼꼼히 사정하라 대상자는 그들의 통증에 대해 직접 각자의 표현 방식대로 표현해 보도록 질문을 받아야 한다. 대상자들이 어떻게 통증을 표현하고, 어떤 단어를 사용하고, 어떤 몸짓을 하며 어떤 감정을 표현하는지를 관찰하면 상당히 많은 정보들을 수집할 수 있다. 제시된 모든 정보는 통증의 특징이 정의될 때까지 자세한 질문들을 통해 보충될 수 있다〈표 5. 1〉. 이전에 복용하고 있던 약의 용량과 그로 인해 어떤 작용을 경험했는지, 혹은 어떤 부작용이 발생했는지를 아는 것이 중요하다. 가족들에게서 얻은 정보도 통증의 중증도와 통증이 생활에 끼치는 영향 등을 사정하는데 효과적이다.

신경계 사정을 포함하는 신체사정의 결과는 문서와 그림으로 기록돼야 한다〈그림 5. 1〉. 손상받은 부분은 종종 아래 신경계 사정

부분에 서술되어 있는 해부학적 관련성을 이용하여 정의될 수 있다. 좀 더 많은 검사들이 필요할 수는 있으나, 꼭 필요한 것으로 한정짓는다 해도 치료의 결정을 내리는 데는 큰 도움이 될 것이다.

각각의 통증을 사정하라 대부분의 암 환자들은 한 가지 이상의 통증을 가지고 있으며, 각각의 통증은 모두 사정되어야 한다.

〈표 5. 1〉 통증의 사정

통증	
부위	통증이 어디에 있습니까?
방사성	통증이 다른 부위로 퍼지지는 않습니까?
기간	얼마나 오래 동안 통증이 있었습니까?
진행	통증이 악화되었습니까?
중증도	얼마나 많이 아프십니까?
질	통증을 어떻게 묘사하실 수 있습니까?
빈도	통증이 얼마나 자주 있습니까?
지속	통증이 얼마나 오래 갑니까?
촉진 요인들	무엇이 통증을 생기게 합니까?
악화 요인들	무엇이 통증을 악화시킵니까?
완화 요인들	통증완화에 도움을 주는 것은 무엇입니까?
활동에 대한 영향	통증이 당신이 무엇인가를 못하게 막습니까?
수면에 대한 영향	통증이 수면을 방해합니까?
감정에 대한 영향	통증이 당신을 불행하게 하거나 우울하게 합니까?
이전에 복용하던 약물의 효과	
약물	무엇을 복용하십니까?
용량	얼마나 복용하십니까?
경로	경구 투여하십니까?
빈도	얼마나 자주 복용하십니까?
기간	얼마나 오랫동안 복용하셨습니까?
효과	통증 완화에 도움이 됩니까?
부작용	복용 중 부작용을 일으키지는 않습니까?
그 외 요소들	
통증 의미에 대한 대상자의 지각	
심리적, 사회적, 문화적, 영적 영향이나 이들에 의한 결과	

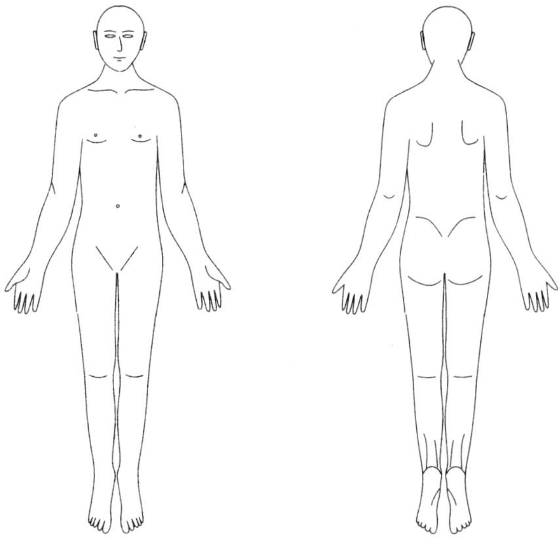

〈그림 5. 1〉 그림기록. 대상자에게 부위를 표시하도록 하든지, 신체 사정을 하고 있는 의사나 간호사가 작성할 수 있다.

대상자의 질환 범위를 평가하라 암이 가장 빈도 높은 통증이 원인인 이상 대상자에게 새로운 통증이 생기거나 이미 가지고 있던 통증이 악화되었다고 하면, 대상자가 가지고 있는 암의 현재 상태에 대한 재평가가 필요하다. 이는 또한 현재 시행되고 있는 치료가 대상자가 가지고 있는 질환의 현재 단계에 적절한지도 알게 해준다.

통증에 영향을 미칠 수 있는 다른 요인들도 사정하라 암 대상자의 통증 사정은 신체적 요인들이 통증에 대한 반응이라고 가정하는 것에서 시작된다. 그러나 전 단원에서 논의된 것과 같이, 대상자의 통증 사정은 반드시 통증을 일으키거나 악화시킬 수 있는 다른 요인들에 대한 사정을 포함해야 한다. 이는 다른 신체증상들과 심리적 문제들, 사회적인 어려움들, 문화적 문제들과 영적인 고민을 포함한다.

특히 우울과 불안은 통증의 정도와 지속성에 아주 많은 영향을 미치기 때문에 더 중요하게 사정되어야 한다. 유사하게는 대상자가 가지고 있는 통증의미에 대한 지각, 특히 만일 통증이 질환의 재발이나 진행을 예고하는 것이라고 생각되는 경우에는 심각한 심리적 영향을 줄 수 있다. 현재 적절하게 취해지고 있는 진통요법에 반응하지 않는 대상자들은 숨겨진 사회심리적 혹은 영적인 문제들에 대한 사정이 이뤄져야 한다.

통증을 유발하거나 악화시킬 수 있는 사회심리적 요인과 감정적 요인을 사정해야 하는 필요성은 요즘 많이 사용되는 '온몸통증(total body pain)'과 '괴물통증(monster pain)'과 같이 굉장한 감정적 고뇌를 동반한 통증을 표현하는 말들을 보면 더 확고해진다. 대상자들은 여기저기에서 통증을 느낀다고 말할 수 있으나, 의료적으로 온몸에 통증이 있다고 말하는 것은 고통을 유발하는 신체적, 심리적, 사회적, 문화적 그리고 영적 요소들과 같이 다양한 요소들의 해결과 치료에 있어서의 혼란을 주기 때문에 자제되어야 한다.

재사정을 하라 반복적으로 시행되는 대상자의 통증 재사정은 초기 사정만큼 중요하다. 치료에 만족할 만큼 반응하지 않는 통증은 진단이 잘못되었거나 우울 같은 다른 요소들이 있음을 말해 주는 것일 수 있기 때문에 이에 따른 치료가 필요하다. 암이 진행성 질환이기 때문에 새롭거나 혹은 광범위해진 통증이 예상될 수 있

〈표 5. 2〉 근육분절. 기본 근육 그룹을 덮는 신경분절

	상지			하지	
어깨	외전	C5, 6	엉덩이	굴곡	L3, 4
	내전	C6, 7		신전	L5, S1
팔꿈치	굴곡	C5, 6	무릎	굴곡	L5, S1
	신전	C7, 8		신전	L3, 4
손목	굴곡	C7, 8	발목	배굴	L4, 5
	신전	C6, 7		족저굴	S1, 2
손가락	굴곡	C7, 8	발가락	굴곡	L5, S1
	신전	C7, 8		신전	L5, S1
	외전, 내전	T1			

고, 이런 이유들에서 지속적으로 이뤄지는 재사정의 중요성이 논의될 수 있다.

신경계 검사

통증이 있는 대상자의 신경계 검사는 종종 어떤 해부학적인 원인을 분류 시키는데, 특히 척추나 신경근이 관계되어 있을 때가 더 그렇다. 통증이나 감각변화 분포는 〈그림 5. 2〉로 그려진 것처럼 피부체절과 연관되어 있을 수 있다. 근육의 약화와 반사의 감소〈표 5. 2〉와 내장통증을 나타내는 통증의 양상 〈표 5. 3〉은 척추분절과 연관이 있을 수 있다.

통증의 측정

통증이 주관적인 현상인 관계로 객관적인 통증의 측정은 불가능

하다. 가지각색으로 변화되는 다양한 도구들이 통증 측정을 위해 개발되었다. 통증과 관계된 감정과 행동에 대한 사정을 포함하는 더 복합적인 이런 도구들은 대상자와 의료진들에게서 많은 시간을 소요하게 하고 특별한 연구 과제를 위해 남겨져야 한다. 시각적 계량형 척도(visual analogue scales), 수적 평점 척도(numerical rating scales), 그리고 구술적 평점 척도(verval descriptive scales)를 포함하는 간단한 기술들은 좀 더 쉽게 사용될 수 있고 대상자들이 그들의 통증에 대한 염려를 표시할 때 본 적이 있을 수도 있다〈그림 5. 3〉. 〈그림 5. 4〉에 있는 기억 통증 사정 카드(memorial pain assessment

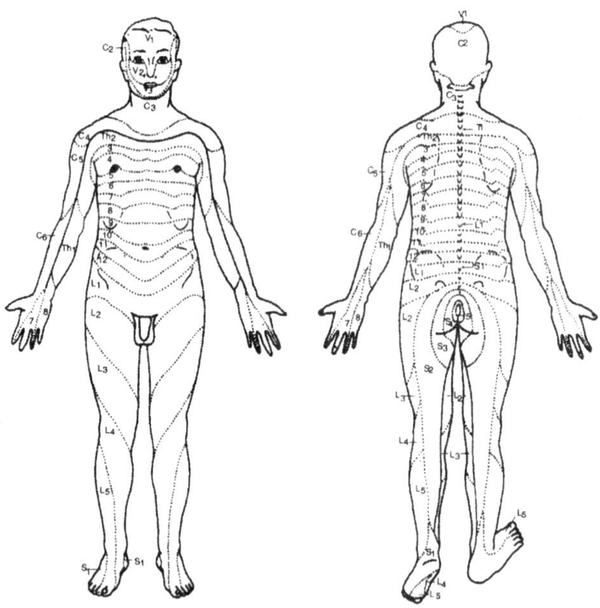

〈그림 5. 2〉 피부분절

《The Management of Pain.》 (Philadelphia, Lea and Febiger, 1990.)의 저자 Bonica JJ의 허락하에 실었습니다.

〈표 5. 3〉 관련통의 예들

기관	신경분포	통증 부위
식도	T2–T8	후흉골, 견갑내부, 목; 왼쪽 혹은 양쪽 팔
횡격막	C3–C4	목의 뿌리 부분과 어깨
위와 십이지장	T6–T9	상복부, 우 혹은 좌 상복부; 등
간, 담도계	T6–T9	상복부; 하흉부
췌장	T6–T10	배꼽 주위; 종종 상측 치골부
소장	T8–T12	배꼽 주위, 오른쪽 혹은 왼쪽 복부
결장	T10–L2	등과 옆구리
신장	T10–L1	허리, 옆구리 +/– 동측성의 고환이나 난소
골반-요관 연결 부위, 말단 요관	T10–L2	허리와 상측 치골부; 음낭 혹은 음순표피
방광	T12–L2	남성: 하복부; 요도와 음경
		여성: 하복부; 요도와 자궁외막

card)는 유사한 유형을 사용한다. 이런 간단한 사정들은 특히 반복적인 통증 반응의 경향을 보이면서 통증을 조절하기 어려운 대상자들에게 사용된다.

시각적 계량형 척도

설명 : 당신의 통증이 어느 성도 되는지 아래 선에 표시하세요.

통증 없음 ________________________________ 상상 가능한 최고의 통증

수적 평점 척도

설명: 0–10의 숫자 중에 당신의 통증은 어느 정도입니까?

통증 없음 = 0 1 2 3 4 5 6 7 8 9 10 = 상상 가능한 최고의 통증

구술적 평점 척도

설명 : 다음 중 어느 것이 당신의 통증을 잘 묘사하는 것입니까?

없음 경미한 보통의 심한 괴로운

〈그림 5. 3〉 통증 중증도 평가를 위한 자가보고 측정법

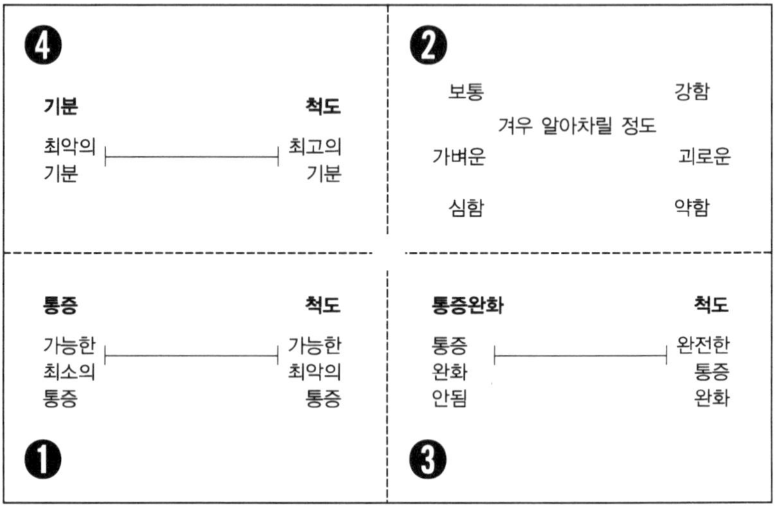

〈그림 5. 4〉 기억 통증 사정 카드. 카드는 점선을 따라 접고 각 측정은 환자에게 개별적으로 숫자의 순서에 따라 보인다. 이는 통증을 위한 시각적 계량형 척도, 통증완화와 기분 그리고 구술적 평점 척도을 통합한다.

〈The Memorial Pain Assessment Card〉 (A valid instrument for the evaluation of cancer pain. Cancer 1987; 60: 1115-8.) Fisherman B 외 허락하에 실었습니다.

06

치료를 위한 일반적 원칙들

Generalprinciplesoftreatment

급성통증

암 환자들이 수술, 골절 혹은 고통스런 시술로 인한 통증을 관리하는 것은 암이 없는 환자들의 통증 관리와 같다. 만일 암 대상자들의 일반적 상태가 안 좋다면 회복이 늦어지고 더 오랜 기간 동안 진통제가 필요할 수도 있다. 심리적 요소들과 관련하여 급성통증 에피소드가 병의 진행을 예시하는 것이라면, 대상자의 상태를 더 복잡하게 할 수도 있다.

돌발성 통증

돌발성 통증은 특정 행동이라든지 일어서는 것과 같은 일정한 상황에서만 발생한다. 가능하다면 돌발성 통증은 암치료(방사선요법)와 물리적 치료(수술, 지지)를 포함하는 국소적 방법을 이용한 치료가 되어야 한다. 만일 통증이 심하지 않거나 지속적 약물사용의 부작용이 대상자가 소화할만하다면 진통제를 사용할 수 있다. 하지만 만일 통증이 심하다면, 통증완화를 위해 정규적으로 강한 마약성 진통제를 복용하는 것보다 대상자의 활동을 바꾸는 것이 더 나을 수 있다.

만성통증

암으로 인한 만성통증의 치료는 다른 만성통증이나 급성통증의 치료와는 다른 접근이 필요하다.

- **치료의 목적은 즉각적인 통증완화와 통증의 재발을 예방하는 데 있다.**

암과 관련된 통증의 치료원칙은 다음과 같다.

- 세심한 사정
- 효과적인 의사소통
- 통증완화에 대한 확신
- 통증을 받아들이려는 것에 대한 만류
- 대상자 참여 독려

5장에서 설명한 것과 같이 세심한 사정은 성공적인 치료를 위한 기본이다. 통증의 종류(신경증성, 골성)에 대한 사정은 어떤 종류의 치료를 사용할 것인지 어떤 진통제가 적절한지를 선택하는 데 도움이 된다. 대상자 질환의 단계에 대한 사정은 통증의 원인에 대한 정보를 제공해 주고 어떤 치료방법이 적절한지를 알려 준다.

효과적인 의사소통은 효과적인 통증 조절을 위해서 필수적이다. 의료진은 대상자의 통증에 대한 묘사를 주의해서 들어야 하고 이는 통증의 원인, 선택할 수 있는 치료법과 그에 따른 장점이나 혹은 발생가능한 부작용에 대해서도 명확한 설명을 해 준다. 치료팀의 다른 의료인들과의 효과적인 의사소통은 통증 조절에 대한 통합적인 접근을 가능하게 한다.

많은 대상자들은 암이 있을 때 통증이 생기는 것은 피할 수 없는 일이며, 그렇기 때문에 완화될 수 없다고 믿는다. 대상자들은 그들의 통증이 필요에 따라 즉각적이거나 지속적으로 완화될 수 있다는 안도를 시켜줘야 하며 긍정적 자세에 대한 격려가 이뤄져야 한다.

통증을 그대로 받아들이려는 대상자들의 태도는 적극적으로 만류되어야 한다. 대상자가 그들의 통증 관리에 참여할 수 있게 하는 것은 대상자로 하여금 신뢰형성과 협력 증가 그리고 치료에 따를 수 있게 한다.

암과 관련된 만성통증의 치료는 다음과 같다.

- 전인간호의 다학과적 전문진료적인 계획에서 중요한 요소이다.
- 대상자 질환의 단계에 따라 적절히 이뤄져야 한다.
- 적절한 치료방법이 사용되어야 한다.
- 다양한 치료방법이 사용될 수 있다.
- 지속적이어야 하고 변하는 것이어서는 안된다.
- 지속적인 간호가 요구된다.
- 반복적인 재사정이 이뤄져야 한다.

통증은 분리되어서는 치료될 수 없고 통증을 유발하거나 악화시키는 사회심리적 그리고 영적 문제들은 성공적인 통증 조절을 위해서 사정되고 치료될 필요가 있다. 만성통증을 관리하기 위한 다학과적 전문진료적인 접근은 결국 임상적으로 필요하고, 통증의 치료는 전인간호의 총체적 계획에서 중요한 요소이다.

통증의 치료는 질환의 단계에 맞게 이뤄져야 하고, 활동 가능한 대상자에 대한 치료는 침상에 머무는 대상자에게 시행되는 치료와 달라야 한다.

치료는 지속적으로 이뤄져야 하며 변하는 것이어서는 안 된다.

대상자는 어떤 변화에 대한 가능성을 포함한 계획된 치료에 대한 명확한 그림이 그려져야 한다. 꼭 필요한 상황이 아닌 한 진통제를 반복적으로 바꾸는 것은 피해야 한다. 예상 밖의 변화는 불안의 원인이 되고 치료팀에 대한 대상자의 신뢰를 감소시킬 수 있다. 지속적인 간호도 동일하게 중요하다.

반복적인 재사정은 주어진 치료의 효과와 부작용을 감시하고, 질병의 진행에 의해 요구되는 적절한 변화들을 만들기 위해 필요하다.

암 대상자의 만성통증을 위해 이용가능한 치료방법들은 다음과 같다.

- 근본적인 암의 치료
- 진통제들
- 보조적인 진통제들
- 신경자극적인 치료
- 마취, 신경의 치료와 신경외과적 시술들
- 물리치료
- 심리치료
- 정신적인 요법
- 생활양식의 변화
- 통증을 유발하거나 악화시키는 고통의 다른 영역들(신체적, 심리적, 사회적, 문화적, 영적)의 치료

다른 종류의 통증은 특별한 치료에 더 잘 반응하는데, 그 예로는

뼈의 통증을 위한 방사선요법의 경우와 신경병증 통증을 위한 항경련제의 사용과 같은 것이 있다. 임상에서는 다른 종류의 치료방법들의 병용이 흔히 이용된다. 근복적인 암의 치료가 가능하다면 이는 통증 치료에 굉장히 효과적일 수 있다.

07

진통제 사용의 원칙들

Principlesofusinganalgesics

암 환자에게서 급성통증의 치료를 위한 진통제의 사용은 암이 없이 통증을 겪는 환자를 위한 치료와 같다. 통증 관리에 있어 더 자주 무시되고 치료를 위해 다른 접근법이 필요한 것은 만성통증의 치료이다.

약물의 선택

어떤 약물을 이용한 것인지를 선택하는 것은 다음 사항들과 관계가 있다.

- 통증 종류에 적합한 약물의 선택
- 통증의 중증도에 적합한 약물의 선택
- 다른 종류의 약물들을 복합적으로 사용하되 준비 시 섞어 준비하지 않기
- 진통제 사용 단계의 적용
- 보조적 진통제의 사용
- 위약은 절대 금물

약물선택 약물의 선택은 통증의 종류와 중증도에 따른다. 각기 다른 종류의 통증은 각기 다른 약물에 반응한다〈표 7. 1〉. 통증이 가능한 한 빨리 조절되어야 하는 것이 중요한 것처럼, 강한 진통제로부터 시작하여 약한 약물로 바꿔가는 것이 더 바람직하다.

약물의 결합 하나 이상의 약물을 처방할 때는 다른 약물들은 개별적으로 주어져야 하고, 약물을 혼합하여 준비하는 것은 피해야

〈표 7. 1〉 **통증의 종류: 치료와 관련하여**

통각성(nociceptive)		
뼈, 연조직	가벼운 경우, 중등도인 경우	비마약성진통제(필요 시 마약성진통제)
	심한 경우	마약성진통제+ 비마약성진통제
내장	가벼운 경우	비마약성진통제(필요 시 마약성진통제)
	중등도인 경우, 심한 경우	마약성진통제+/− 비마약성진통제
신경증성(neuropathic)		
신경압박 (nerve compression)		코티코스테로이드(corticosteroid)+/− 마약성진통제
들길차단통증 (deafferentation)		항우울제 혹은 항경련제 혹은 경구 국소마취제
그 외		
뇌내압 상승		코티코스테로이드(corticosteroid)
근경련		근이완제

한다. 결합된 준비에서 약물들 중 하나의 용량을 증가해야 할 경우에는, 두 번째 약물의 용량도 증가하며, 이는 원하지 않는 독성을 증가시킬 수 있다.

Analgesic Ladder 만약 처방된 약물이 적절한 진통효과를 내지 못한다면, 치료는 세계보건기구(World Health Organization; WHO)의 Analgesic Ladder에 명시된 대로, 비마약성진통제에서 약한 마약성진통제 그리고 강한 마약성진통제의 순서대로 증가한다 〈표 7. 2〉. 마약성진통제를 시작할 때 비마약성진통제도 지속되고 있어야 하는데, 이는 비마약성 진통제의 작용이 보완적이고 마약성진통제의 용량을 줄일 수 있기 때문이다. 보조적진통제는 언제든 증상이 있을 시는 사용해야 한다. 다수의 진통성 약물들을 사용

〈표 7. 2〉 세계보건기구에서 제시하는 암 환자를 위한 Analgesic Ladder

		진통제	예
1단계	통증	비마약성진통제+/- 보조적 요법	비스테로이드성항염증제(NSAIDs), paracetamol
2단계	통증이 지속되거나 증가함	약한 마약성진통제 +/- 비마약성진통제+/- 보조적 요법	Codeine, Oxycodone, Tramadol
3단계	통증이 지속되거나 증가함	강한 마약성진통제 +/- 비마약성진통제+/- 보조적 요법	Morphine, Hydromorphone, Methadone, Oxycodone, Fentanyl

할 필요는 없다.

위약 암으로 인한 만성통증을 치료하기 위해서 위약을 사용해서는 안 된다. 위약을 사용하는 것은 비윤리적이고, 환자가 만일 이를 알게 되었을 때는 불신을 일으킬 수 있고, 이와 무관히 볼 때도 위약의 사용은 어떤 유용한 정보도 제공하지 않는다.

투 약

만성 암 통증을 위한 진통제 투약의 원칙들은 다음과 같다.

- 적당량을 준다.
- 개별 환자에 따라 약 용량을 적절히 한다.
- 약물약리학에 맞춰 투약계획을 세운다.
- 통증의 예방을 위해 필요시마다 투약이 아닌 엄격한 시간표에 맞춰 약물을 투약한다.
- 여러가지 약물을 투약할 경우에는 대상자들에게 서면 사용 설

명서를 준다.

- 돌발성 통증의 치료를 위한 교육을 제공한다.
- 예방을 위한 치료와 부작용에 대한 경고를 준다.
- 진통프로그램을 가능한 한 간단하게 유지한다.
- 가능하면 경구적 복용을 사용한다.
- 재검토하고 재사정한다.

용량 선택된 약물(들)은 통증 완화를 위해 적당한 용량을 처방해야 한다. 일반적으로 많이 범하는 오류는 적절한 약물을 주지만 부적당한 용량을 주어서 생긴다〈그림 7. 1 a〉. 급성통증에 적절하게 사용되는 '표준용량'은 암에 의한 만성통증의 치료에는 적절치 않고, 용량은 각기 개별 대상자에 맞게 조절되어야 한다. 대상자 개인에 대한 적정량의 선택이 필요한데, 이는 통증민감도에서의 차이에서 비롯된 최상의 용량 범위가 개인들과 각기 다른 통증에 대해 느끼는 진통의 민감도에 대해 고려해야 할 변인들에 따라 넓게 분포하기 때문이다.

스케줄 약물의 스케줄을 짜는 것은 약리학적 특성과 임상작용 지속시간에 따라 결정된다. 약물들이 엄격한 스케줄에 따라 주어지고, 임상작용 지속시간에 의해 결정되는 것이 통증의 재발을 예방하기 위해 중요하다〈그림 7. 1 c〉. 진통제를 너무 적게 복용하거나 너무 드물게 복용한 대상자는 심리적 의존, 약을 좀 더 얻기 위해 의료진을 교묘하게 조종하려는 행동 등을 보일 수 있다. 이는

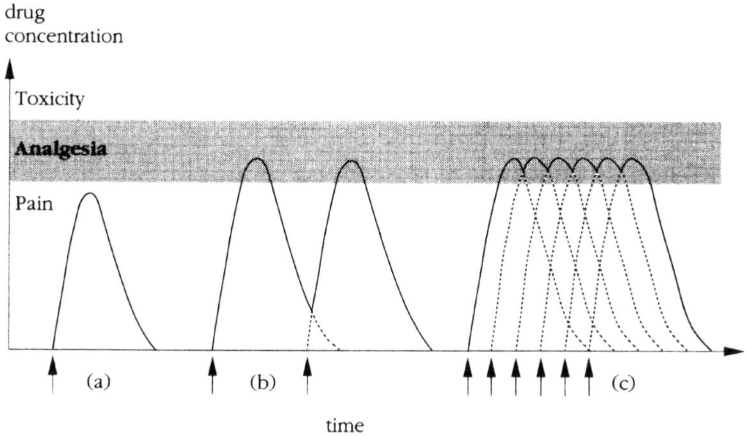

〈그림 7. 1〉 만성통증의 치료를 위한 약물투여 스케줄. (a) 부적절한 용량의 약물을 주었을 때 혹은 (b) 너무 드물게 약물을 주었을 때 통증 완화가 되지 않는다. (c) 진통제 작용기간에 따른 규칙적인 약물투여 스케줄은 치료적 약물 농도를 유지하고 통증의 재발을 예방한다.

'의사에게 원인이 있는 가성 의존(iatrogenic pseudo addition)' 이라고 말하며, 지속적인 통증 완화를 할 수 있게 적절한 용량이나 적절한 빈도로 진통제를 처방한다면 없어진다.

필요시마다 (PRN)를 사용하지 말라 암으로 인한 통증의 치료에서는 필요할 때에만 주는 진통제의 사용은 적절하지 않다. 필요시마다 약물을 주라는 지시는 부적절한 치료를 유발하는데, 의료진들이 대상자에게 진통제가 필요한지 묻지 않을 수도 있고, 대상자들은 통증이 있을 때 진통제를 달라고 요구해야 된다는 것을 모를 수도 있기 때문이다. 혹은 의료진들이 대상자의 요구에 응하기에

너무 바쁠 수도 있는데 이러한 모든 요소들이 통증 완화를 방해하거나 통증의 재발을 유발한다.

서면 사용설명서의 제공 여러 가지 다른 종류의 약물을 복용하고 있는 대상자들은 집에서 이러한 약물들을 어떻게 사용할지 서면으로 작성된 설명서를 제공받아야 한다. 이러한 사용설명서 안에는 약물의 이름, 각각 약물들이 무엇 때문에 처방되었는지, 어떤 약물이 규칙적인 스케줄대로 복용돼야 하는지, 어떤 약물이 오심 등과 같이 특별한 상황에서만 복용돼야 하는지에 대한 것들이 명시되어 있어야 한다.

돌발성 통증(breakthrough pain)에 대한 교육 돌발성 통증의 치료에 대한 교육을 주는 것은 아주 기본적이고 중요한 일이다. 이러한 교육은 안심감을 주고 진통 프로그램이 효과적이지 않을 때 생길 수 있는 실망감을 예방하고 대상자들이 스스로 조절할 수 있다는 느낌을 갖도록 도와준다.

부작용에 대한 토론 대상자들은 발생 가능한 부작용에 대해 주의를 받을 필요가 있다. 예를 들어, 대상자가 마약성 진통제 치료를 받기 시작한 처음 며칠간은 일시적으로 진정작용이 있을 수 있는데 이에 대해 주의를 받지 않았다면, 대상자는 진통제를 복용하지 않을 수도 있다. 또한 마약성 진통제를 시작할 때는 완하제를 같이 처방하는 것과 같이 예방 가능한 부작용을 피할 수 있도록 치료가 진행되어야 한다. 의존성과 중독에 대한 불안에 대해서도 논의되어야 한다〈9장 참고〉.

단순하게 유지하라 대상자의 진통 프로그램은 가능한 한 단순하게 유지되어야 한다. 너무 많은 대상자들이 많은 양의 약한 진통제와 함께 다양한 마약성 진통제를 복용하고 있다. 심한 통증을 가지고 있는 대상자를 위한 진통제 프로그램이라 하더라도 보통은 간단하게 바꿀 수 있다.

경구투약 언제든 가능하다면 경구투약을 하는 것이 바람직하다. 심한 통증이라 하더라도 경구용 진통제로도 충분히 조절될 수 있다는 보고들이 반복적으로 나오고 있다. 경구용 진통제의 사용은 오직 대상자가 삼킬 수 없거나 보유할 수 없는 경우에만 회피되어야 한다.

재사정 지속적인 재사정이 필요하고 몇 번의 용량 조절이 최상의 통증 조절 효과를 얻기 전에 종종 필요하다. 부득이한 질병의 진행 또한 반복적인 재사정과 치료의 변화를 필요하게 하는 이유이다.

통증 치료의 다양한 방법과 다학과적 전문진료적 치료

통증 치료에 있어서는 진통제의 사용이 기본이 되지만, 이는 오직 하나의 치료 방법일 뿐이다〈그림 7. 2〉.

최상의 치료:

- **자주 한 가지 이상의 치료방법이 사용된다.**
- **통증을 유발하거나 악화시킬 수 있는 고통의 다른 양상들에 대한 사정과 치료를 포함하는 돌봄을 위한 다학과적 전문진료적 접근법의 한 양식이다.**

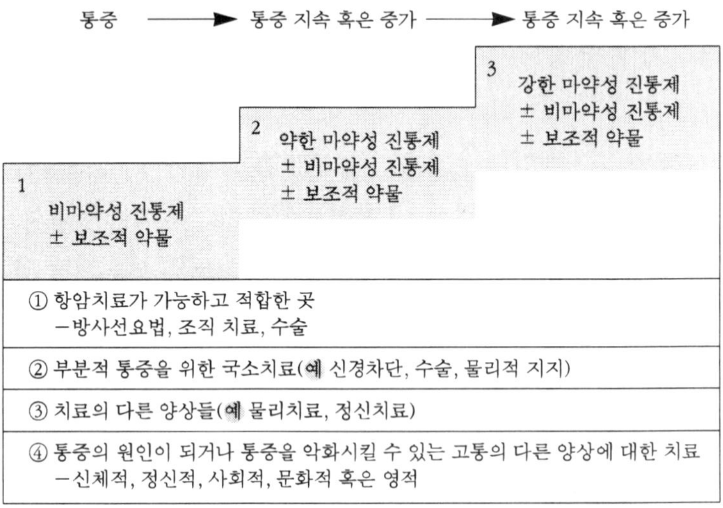

〈그림 7. 2〉 통증 치료를 위한 포괄적 개요(진통제 사용 포함)

08

비마약성 진통제

Non-opioidanalgesics

비선택적 COX 억제제(Non-selective COX inhibitors)
선택적 COX-2 억제제(Selective COX-2 inhibitors)
Paracetamol

비스테로이드성 항염제 (Non-steroidal anti-inflammatory drugs; NSAIDs)

비스테로이드성 항염제들은 구조적으로 효소 프로스타글란딘 합성효소(enzyme prostaglandin synthetase)나 삼륜산소화효소(cyclo-oxygenase; COX)를 억제할 수 있는 기능을 나누고 있는 약물들의 다양한 그룹이다〈표 8. 1〉.

〈표 8. 1〉 NSAIDs

비선택적 COX-1과 COX-2 억제제

살리실산염(salicylates)

- 아스피린(aspirin), 다이플러니살(diflunisal)

비선택적(전통적) NSAIDs

- 아세트산염(acetates): 다이크로페낙(diclofenac), 인도메타신(indomethacin), 설린닥(sulindac)
- 프로피온에스테르(propionates): 이브프로펜(ibuprofen), 케토프로펜(ketoprofen), 케토로락(ketorolac), 나프록센(naproxen)
- 옥시캄스(oxicams): 피록시캄(piroxicam), 테녹시캄(tenoxicam)

약한 선택적 COX-2 억제제

- 멜록시캄(meloxicam)

강한 선택적 COX-2 억제제(COX-2 특정 억제제; 콕십스)

- 세레콕십(celecoxib), 에토리콕십(etoricoxib)

중추적 작용 COX 억제제

- 파라세타몰(paracetamol)

COX 억제제

COX 효소는 두 개의 동질이성체의 형태를 가지고 있는 COX-1과 COX-2로 나뉜다. COX-1은 대부분의 정상 세포에서 구조적으로 나타나고, 보호와 위점막의 유지, 정상적 신장기능과 혈소판 응집을 포함하는 조절기능을 위해 필요한 프로스타글란딘 생산의 역할을 한다. COX-2는 염증반응에 의해 촉진되고, 통증형성에 관여하는 프로스타글란딘을 생산하지만, 이것 역시 구조적으로 신장, 뇌 그리고 폐경 전 자궁에서 나타난다. COX-1 억제제가 위장관 독성을 포함한 골치 아픈 임상적 부작용을 유발하고 있는 동안 COX-2억제제는 진통역할과 NSAIDs의 항염증제 역할을 한다. 최근 소개된 COX-2 특정 억제제는〈표 8. 1〉 골관절염과 류마티스성 관절염에 효과적이면서도 위장관 독성은 적게 나타내는 것으로 밝혀졌다(그러나 신장과 심혈관계 독성은 종전의 NSAIDs와 동일한 것으로 보인다).

비선택적 COX 억제제

비선택적 NSAIDs〈표 8. 2〉는 말초성 메커니즘과 중추성 메커니즘에 의해 활동한다. 말초조직에서 비선택적 COX 억제제들은 COX-1과 COX-2를 모두 억제하고, 프로스타글란딘의 생성을 줄이며 백혈구막에서 염증성 사이토킨(inflammatory cytokines)의 방출을 제한하는 역할을 한다. 이들은 중추신경계에서의 프로스타글란딘 합성을 줄이고, 중추성 세로토닌 활성화 통로를 활성화하고, N-메칠 D-아스파라긴산(N-methyl D-aspartate; NMDA) 억제제로서 역할을 하기도 한다.

NSAIDs는 암 통증에 효과적인 진통제이고 5~10mg의 모르핀(morphine)을 근육 내 주사하는 것과 같은 진통효과를 갖는다. 이들은 모두 이들의 진통작용에 있어서 상승한계 효과(ceiling effect)가 있으나 그들의 부작용에는 상승한계 효과를 가지지 않는다. 이들의 효과와 독성은 개별 환자들 사이에서 고려해야 할 만한 다양성들이 있고, 만약 하나의 NSAID가 비효과적이거나 수용 불가능한 부작용을 갖는다면, 다른 화학적 분류에 속한 다른 NSAID를 처방하는 것이 성공적일 수 있다〈표 8. 1〉. 용량은 개별적으로 조절될 필요가 있고, 모든 경우에 효과를 주는 최소량의 약물이 이용되

〈표 8. 2〉 비선택적 COX 억제제의 일반적 특징

작용	항염증제, 진통제, 해열제
메커니즘	COX-1과 COX-2 억제, 해열작용은 중추성
약리	경구적으로 잘 흡수됨, 어떤 것들은 항문투여 시에도 효과 있음 각기 다른 약물들 사이에서 고려할 만한 약동학적 다양성 다양한 경로, 주로 간에 의해서 대사됨
적응증	경증 혹은 중등도의 통증, 질병에 의한 열
부적응증	NSAIDs나 아스피린에 민감하거나 알레르기가 있었던 경우
주의점	위궤양이나 미란의 과거력이 있는 경우 혈소판 부족증 혹은 출혈 가능성이 있는 경우 천식, 비용종, 알레르기 성향이 있는 경우
용량 감소가 필요할 때	저알부민혈증, 심각한 간이나 신장의 기능부전 고령 혹은 약한 환자
부작용	
위장관계	소화불량, 미란, 궤양, 출혈, 천공, 변비
혈액계	혈소판응집 억제(아스피린의 경우 비가역적)
신장	체액보유, 신장 기능부전
간	효소치 증가
신경계	두통, 어지러움
피부	발진
살리실기증(salicylism)	오심, 구토, 어지러움, 두통, 이명, 난청
민감성	알레르기 반응

어야 한다. 안정적인 혈장수준과 최고의 효과를 이루기 위해서는 여러 날 동안의 치료가 필요하다.

뼈로의 전이에 의한 통증은 특히 NSAIDs에 잘 반응한다고 말해져 왔으나 이것들이 다른 진통제보다 더 뛰어난지에 대해서는 확실치 않다. NSAIDs는 그들이 가지고 있는 NMDA수용체에 작용하는 효능 때문에 신경병증성 통증을 위한 치료적 역할을 가지고 있을 수 있으며 이 예로, 나프록센은 신경병증성 통증을 가진 암 대상자에게서 확연한 통증완화 효과를 보인다.

NSAIDs를 마약성 진통제와 같이 사용하는 것은 그들이 가지고 있는 서로 다른 작용 메커니즘을 적용하기 때문에 논리적이다. 이러한 경우 통증은 보다 효과적으로 조절될 것이고, 마약성 진통제를 덜 사용할 수 있는 효과가 있을 것이다.

부작용

부작용은 자주 발생하고 각각의 약물은 조금씩 다른 독성 양상을 가지고 있다.

위장계 NSAIDs는 직접적인 위장관 자극과 더 많은 산을 분비하게 하고 세포를 보호하는 점액분비를 줄이는 프로스타글란딘의 합성을 저해함으로 인해 위장관계 독성을 유발할 수 있는데, 세포보호 점막을 감소시키는 메커니즘은 직장이나 전신적 투약 후 위장관계 독성이 발생하는 이유를 설명해 준다. 만성적인 NSAIDs 사용자에게서 궤양이 발생할 가능성은 20~30%인데 주로 위궤양이 많이 생기고 식도나 장에서의 궤양의 빈도는 낮게 발생한다. NSAIDs를 복용하는 20%의 환자들에게서 소화불량이 보고되고 있으나, 이는 위장관의 병리와 관계성이 없다. 최소한 50%의 소화불량 환자들은 명확하게 드러나는 점막의 이상이 없고, 대부분의 출혈이나 천공환자들에게서도 선행된 증상이 없다.

NSAIDs와 관련된 궤양의 위험 요소는 〈표 8. 3〉에 요약되어 있다. 몇몇 NSAID들은 일부 다른 NSAIDs보다 더 궤양을 일으킬 가능성이 많은데 그 가능성들을 보면, 이브프로펜(ibuprofen)과 다이크로페낙(diclofenac)은 저위험군에 속하고, 인도메타신(indomethacin), 나프록센(naproxen)과 아스피린(aspirin)은 중등도 위험군에, 케토프로펜(ketoprofen)과 피록시캄(piroxicam)은 고위험군에 속한다. NSAIDs를 복용하는 모든 진행성 암 대상자들, 특히 만약 이들 중에 코티코스테로이드(corticosteroids)제를 복용하는 것과 같이 추가적인 위험요인을 가지고 있는 대상자라면 예방적인 치료가 병용되도록 고려해야 한다. 제산제나 항궤양제인 수크랄페이트는 증상을 줄일 수는 있지만, 궤양에서부터 보호하지는 못한다. H^2수용체 길항제는 십이지장과 식도의 궤양 발생을 줄일 수 있으나, 위를 보호하지는 못한다. 프로톤 펌프 억제제(proton pump inhibitors)와 프로스타글란딘 동종체인 미소프로스톨은 NSAIDs에 의한 위장계 궤양을 예방하는 데는 효과적이나 미소프로스톨의 경우 40%의 환자에게서 설사를 유발한다. 지속적인 NSAIDs의 복용이 필요한 대상자는 H^2수용체 길항제보다 우세한 위치에 있고 미소프로스톨 보다 내성에 있어 나은 프로톤 펌프 억제제를 복용해야 한다.

〈표 8. 3〉 NSAIDs에 의한 소화성 궤양의 위험 요인들

고령(위험도의 1차 증가)
소화성 궤양의 과거력
많은 용량의 NSAID, 하나 이상의 NSAID
심각한 전신 장애
코티코스테로이드, 항응고제, 저용량 아스피린을 포함한 아스피린의 처방이 동반된 경우

지혈 NSAIDs는 혈소판에 있는 COX를 억제하므로 혈소판 응집력을 잃게 하는 원인이 된다. 아스피린의 경우, 이러한 억제는 비가역적이고 한 번의 용량 사용으로 임상에서의 출혈 시간(bleeding time)을 적절한 수의 새로운 혈소판이 순환계에 나타날 때까지인 4~7일까지 지연시킬 수 있다. 다른 NSAIDs에 의해 생긴 혈소판의 기능 장애는 하루 이틀 약을 중단할 경우 가역적이고 문제 해결이 가능하다. 심각한 혈소판감소증을 가지고 있거나 다른 비정상적 출혈 소견이 있는 대상자의 경우 혈소판 기능에 영향을 주지 않는 paracetamol로 치료해야 한다.

신장 NSAIDs는 프로스타글란딘 중개 신장 혈관확장제에 의존하여 신장 혈류량을 유지하는 대상자들에게서 효과적인 순환량이 감소한 경우에는 신장 기능 장애를 유발할 수 있다. NSAIDs는 나트륨과 체액 정체와 함께 부종을 유발할 수 있다. 보통 장기간의 사용 후에는 간질성 신염이 생기는 것으로 보고되고 있다.

과민반응 과민반응이나 알레르기 반응은 흔히 일어나지 않지만,

한 번 생긴 경우 심각할 수 있고 죽음에까지도 이를 수 있다. 임상적 특징으로는 콧물, 두드러기, 혈관성부종, 기관지경련과 아나필락시스가 포함된다. 위험군에 속한 대상자들은 아스피린이나 다른 NSAIDs에 민감했던 적이 있는 대상자들 혹은 천식이 있거나 아토피(알레르기) 양상을 보이는 대상자들을 포함한다.

조제와 용량

다수의 다른 조제가 가능하다. 어떤 약물은 지속적으로 방출되는 형태로 되어 있어서 하루나 이틀에 한 번씩 투약해도 되도록 되어 있다. 또한 다른 약물들은 구강 투여가 불가능한 환자들을 위해서 좌약의 형태로 되어 있다. 만약 아스피린이 사용된다면, 아스피린 장용정이 사용되어야 하는데, 이는 낮은 위장관계 독성을 가지고 있기 때문이고, 규칙적인 스케줄에 따라 적당한 용량을 투여한다면 흡수의 속도는 중요하지 않기 때문이다.

주사용 케토로락(parenteral ketorolac) 케토로락은 단기간 동안 경구적으로 약물투여가 불가능한 환자를 위해 주사적 방법으로 준비되어 있다. 제조업자는 케토로락 치료법(10~30mg을 4~6시간 간격으로 근육주사하며 최대 가능 용량은 90mg/일)은 이틀 이상 사용해서는 안된다고 했는데, 이는 위장관계 독성의 위험성 때문이며, 신독성도 보고되고 있다.

도포성 NSAIDs 도포성 NSAIDs는 악성 질환과 관계되지 않은 다른 질환에 의한 급성과 만성 통증 모두에 효과적이나, 암에 의한 통증의 치료에서의 역할은 아직 확정되지 않았다.

선택적 COX-2 억제제들

선택적 COX-2 억제제들(coxibs: 표 8. 4)은 COX-1에 의해 생길 수 있는 부작용을 최소화하면서 비선택적 NSAIDs의 진통효과와 항염증 효능을 주기 위해 개발되었다. COX-1과 COX-2 효소 모두에 영향을 미치는 비선택적 NSAID인 멜록시캄(meloxicam)은 COX-2에서는 약하게 선택적이다. 세레콕십(celecoxib)은 강하게 COX-2에 선택적이고 정상 용량에서는 임상적으로 COX-1과 관련된 억제작용이 보이지 않는다.

로페콕십(rofecoxib)은 심근경색과 뇌졸중을 증가시키는 데 연관이 있다고 알려진 이후 시장에서 회수되었다. 이것이 전형적인 효과일 가능성이 아직도 남아 있고 다른 COX-2 억제제의 지속적인 연구도 이런 가능한 효과에 중점을 맞추고 있다.

COX-2 억제제들은 급성통증과 관절염과 관련된 만성통증의 치료에 있어서 종전에 있던 비선택적 NSAIDs와 동일한 진통작용을 가지고 있다. 이들이 암 통증의 관리에 있어서의 역할은 여전히 정의되어야 할 부분으로 남아 있다.

부작용 선택적 COX-2 억제제들은 비선택적 NSAIDs보다 궤양이나 궤양 합병증 같은 몇몇의 위장관계 증상들과 더 관계가 있는 것이 명백하다. 이들은 혈소판 기능에는 아무런 역할도 하지 않는다. 신장과 심혈관계에 대한 효과는 비선택적 NSAIDs와 같기 때문에 신장장애, 고혈압 혹은 저혈량은 위험군에 속한다. 또한, 혼동, 졸림, 환각과 우울과 같은 급성 신경정신적 사건들이 보고되었다. 세레콕십(celecoxib)은 설파나마이드(sulfonamides)에 알레르기가 있는 환자에게는 금기이다.

〈표 8. 4〉 선택적 COX-2 억제제: 세레콕십(celecoxib)

작용	항염증제, 진통제, 해열제
메커니즘	COX-2 억제
약리	경구적으로 잘 흡수됨 주로 간에 의해서 대사됨
적응증	경증 혹은 중간 정도의 통증이 있으면서 비선택적 NSAID 사용이 불가능한 환자, 혈소판감소증이나 다른 비정상적 출혈 양상을 보이는 환자
용량	100~200mg 12시간마다
작용기간	12~24시간
부적응증	NSAIDs나 아스피린에 두드러기나 혈관성부종이 있던 경우, 설포나마이드(sulfonamide)에 알레르기가 있는 경우
주의점	위궤양이나 미란의 과거력이 있는 경우 신장장애, 과민반응, 저혈량, 심부전, 심각한 간이나 신장 기능장애 노령 혹은 약한 환자
부작용	
위장관계	오심, 소화불량, 미란, 궤양, 출혈, 천공
신장	체액보유, 신장 기능부전, 부종
간	효소치 증가
신경계	두통, 어지러움
피부	발진
민감성	알레르기 반응

파라세타몰(Paracetamol)

파라세타몰은 아세타아닐리드(acetanilide)에서 유도된 합성체이고 암과 말기 대상자의 고통완화(palliative care)를 위해 많이 사용된다 〈표 8. 5〉. 파라세타몰은 중추에서 프로스타글란딘 합성을 억제하여 작용하는 것으로 여겨지고 있다. 이는 또한 진통제와 해열제의 효과를 가지고 있으나 사실상 항염증제 작용은 없다.

일반성인의 용량은 500~1000mg을 4시간에서 6시간 간격으로 주는 것이고 하루 최대용량은 4g으로 권고되고 있다. 비록 직장에서의 흡수가 좀 더 느리고 덜 완전하나, 경구적이나 직장 투여 시 용량은 같다. 정상적인 경로를 통한 투약이 불가능한 경우, 단기간의 사용에 한하여 정맥투여용 용액이 나와 있다.

부작용 정상적인 치료적 용량에서는 파라세타몰의 부작용은 적고, 이는 혈소판 기능을 방해하거나 위장에 자극을 주거나 출혈의 원인이 되지 않는다.

간독성 과용량(60kg인 사람에 대한 15g 지시)일 때, 대사경로의 포화는 간세포의 괴사와 간부전을 유발하는 독성 대사산물의 형성으로 유도된다. 치료적 취지로 하루에 4g 이상 만성적으로 복용했다면 노인이나 영양상태가 안 좋거나 알코올성 간질환의 증거가 있는 대상자들을 포함하여 글루타치온 저장의 감소를 동반한 대상자들에서는 간독성 상태가 될 수 있다. 만일 간독성이 의심되는 경우 정맥용 아세틸시스테인(acetylecystine)을 이용한 치료를 고려해 볼 수 있다.

〈표 8. 5〉 파라세타몰(Paracetamol)

작용	진통제, 해열제
메커니즘	중추신경계에서의 프로스타글란딘 합성 억제
약리	소장, 직장에서도 잘 흡수됨 간에서 결합되고 소변으로 배출됨
적응증	경증 혹은 중간 정도의 골격계 혹은 연조직의 통증, 열 아스피린이나 NSAIDs에 과민반응이 있는 경우 소화성 궤양이나 아스피린 혹은 NSAIDs에 의해 위장에서 소화가 안 될 때 명백한 혈소판 감소나 이상 출혈증상이 있을 때
용량	경구: 500~1000mg을 4~6시간 간격으로(최대용량 4g/일) 정맥내: 1g을 4~6시간 간격으로(최대용량 4g/일)
작용기간	4~6시간
부적응증	파라세타몰에 알레르기가 있는 경우(흔치 않음)
주의점	심각한 간기능 장애 노령 혹은 약한 대상자 알코올성 간질환
부작용	알레르기성 발적(흔치 않음) 간기능 장애, 경증의 변비
약물	상호작용 와파린(warfarin) 작용을 강화함
조제	알약, 캡슐, 현탁액, 좌약, 정맥내 용액

09
마약성 진통제
O p i o i d a n a l g e s i c s

마약성 진통제〈표 9. 1〉는 모르핀과 유사한 효과를 가진 약들로 정의 내려진다. 이들은 뇌와 척추에 있는 마약성 수용체와의 상호작용을 통해서 작용한다. 이들 수용체들은 정상적으로 몇 가지 내분비적 마약성 물질들(엔도르핀(endorphins)과 엔케팔린(enkephalins)과 같은)과 상호작용한다. 마약성 수용체들에는 몇 가지가 있는데, 뮤(μ), 델타(δ) 그리고 카파(κ)가 여기에 포함된다. 진통제는 처음 뮤수용체에 의해 중개되는데, 뮤수용체는 또한 호흡중추를 억제시키고 위장관계의 움직임을 줄이고 동공수축, 비정상적 다행감과 신체적 의존성과 같은 부작용의 발생에도 관여한다. 카파와 델타 수용체들은 진통작용과 진정작용, 호흡중추 억제 그리고 발한과 정신 이상적 환각 효과를 준다.

〈표 9. 1〉 마약성 약물들의 분류

분류	약한 약물	강한 약물
효능약	• 코데인 (codeine) • 덱스트로프로폭시펜 (dextropropoxyphene) • 트라마돌 (tramatol)	• 펜타닐(fentanyl) • 하이드로몰(hydromorphone) • 메타돈(methadone) • 모르핀(morphine) • 옥시코돈(Oxycodone) • 페시딘(pethidine)
부분적 효능약		• 부프레(buprenorphine)
효능약와 길항제의 혼합	• 펜타조신(pentazocine)	
길항제: 날록손(naloxone)		

분 류

강한 마약성 진통제와 약한 마약성 진통제

'약한 마약성 진통제' 라고 하면 '경증이나 중간 정도의 통증 치료를 위한 마약성 진통제' 라고 말할 수 있다. 코데인이 바로 약한 마약성 진통제의 전형적인 예라고 하겠다. 대안으로는 트라마돌과 저용량의 모르핀 혹은 옥시코돈이 있겠다. 모르핀은 강한 마약성 진통제를 필요로 할 때 선택할 수 있고 펜타닐, 하이드로몰폰, 메타돈 그리고 옥시코돈이 대안으로 선택될 수 있다.

효능약(agonists)와 길항제(antagonists)

효능약은 수용체와 결합하고 생리적 효과를 일으킨다. 전형적인 효능약은 뮤수용체에 결합하여 진통 효과를 내는 모르핀이 있다.

길항제는 수용체에 결합하지만 생리적 효과를 일으키지는 않고, 효능약의 결합을 막거나 수용체와 결합하는 자리를 대신할 수도 있다. 날록손은 모르핀이 뮤수용체에 결합하는 것을 막거나 모르핀의 효과를 반대로 돌려 놓는다.

부분적 효능약은 일반적인 효능약에 비해 수용체 부위에 결합하는 본래의 작용이 약하다. 이는 또한 효능약보다 약한 효능을 발휘하고 그 위에 약물의 용량을 늘리더라도 효과의 변화가 없는 상승한계 효과를 보인다. 만일 부분적 효능약이 일반 효능약에 비해 수용체에 결합하는 데 있어 더 큰 친화력을 가진다면, 이는 일반 효능약의 자리에 대신 들어갈 수 있다. 부프레노핀은 임상에서 사용되는 부분적 효능약이다. 단독적으로 사용되었을 때는 효능약으로서의 작용을 하고 소량의 부프레노핀을 효능약과 같이 사용한다면 부작용이 없지만, 고용량의 부프레노핀을 사용하면 길항제로 작용할 수 있고 통증을 악화시키고 금단증상을 보일 수 있다.

효능약과 길항제의 혼합물은 단독적으로 사용할 경우 효능약의 효과를 가지고 있으나 다른 효능약과 같이 사용하거나 효능약을 사용하고 난 후 사용할 경우에는 길항제의 작용을 한다. 펜타조신이 효능약과 길항제의 혼합물인데, 단독적으로 사용할 때는 카파 수용체에 효능약의 작용을 하고, 뮤수용체에서는 부분적 효능약의 작용을 한다. 또한 만일 뮤효능약과 같이 사용할 경우, 길항제의 작용과 통증의 악화 그리고 금단증상을 유발할 수 있다.

적응증

마약성 진통제는 중등도에서 심각한 암관련 통증을 위한 선택이다 만성통증을 가진 암 대상자의 치료를 위한 마약성 진통제의 표준 용량은 없다. 각 대상자들은 각자에 맞게 용량이 조절돼야 하고 맞는 용량이란 대상자가 감수할 수 있는 정도의 부작용이 미약하며, 대상자의 통증이 조절되는 정도를 이른다. 요구량은 통증의 중증도, 통증의 종류, 개별적인 약동학적 다양성, 내성의 발생, 그리고 통증의 지각에 영향을 끼치는 사회심리적인 문제들에 따라 다를 것이다.

마약에 민감한 통증과 마약에 민감하지 않은 통증 마약성 진통제들은 모든 종류의 통증에 대해 똑같이 효과적이지는 않다. 신경병증성 통증은 신체적 통증과 내장성 통증보다 덜 민감하다. 그러나, 사용될 수 있는 다양한 범위의 용량 때문에, 마약에 민감한 통증과 민감하지 않은 통증 사이의 차이는 절대적이기보다는 상대적으로 여겨져야 한다. 신경병증성 통증의 경우, 적절한 진통제는 더 많은 용량의 마약성 진통제가 필요할 수 있고, 골치 아픈 부작용을 초래할 수 있다.

부적응증

마약성 진통제는 어떠한 이유에 의해서든 신장의 기능부전, 심각한 간기능 부전, 급성 혹은 심한 기관지 천식을 포함하는 명확한 폐질환 그리고 중추신경계의 쇠약이 있는 대상자들에게는 주의해서 사용해야 한다. 노인대상자와 쇠약한 대상자들, 악액질 상태에 있는 대상자들에게는 처음에 감소된 용량으로 치료를 시작해야 한다.

마약성 진통제에 대한 과민증과 '알레르기' 대상자들은 그들이 과거에 모르핀이나 그 외의 다른 마약성 진통제에 알레르기가 있다고 들었다고 말할 수 있다. 이는 마약성 진통제를 처음으로 경험해 보는 대상자들이 급성통증의 치료를 위해 마약성 진통제 주사를 맞고나서 나타나는 오심이나 구토와 관련된 경우가 많다. 주의깊은 과거력의 사정이 반응이 나타난 정확한 상황을 밝히기 위해서 필요하다. 처음 며칠간 설명을 해주고, 안심시키며 구토억제제를 사용한다면 거의 대부분의 대상자들이 악영향 없이 마약성 진통제를 시작할 수 있다.

마약성 진통제의 보완적 대체

만약 진통제가 부적절하거나 대상자가 감당할 수 없는 부작용을 경험하고 있다면, 다른 마약성 진통제로 대치될 수 있다. 지속적인 진정이나 첫 며칠이 지나고도 나아지지 않는 오심을 경험하고 있는 소수의 대상자들에게도 다른 약물이 주어져야 한다. 만일 대상자가 모르핀을 견딜 수 없거나 부적절한 진통효과를 얻고 있다면, 옥시코돈이나 하이드로몰폰으로의 대체가 고려돼야 한다. 옥시코돈과 하이드로몰폰은 둘다 경구적인 제조와 비경구적 제조가 가능하기 때문에, 대상자가 더 이상 경구적으로 약을 복용할 수 없을 때에도 똑같은 약물을 계속 사용할 수 있다.

마약성 진통제의 동등진통용량 각각의 다른 마약성 진통제에 대한 대략적인 동등진통용량은 〈표 9. 2〉에 나와 있다. 이러한 전환요소들은 오직 지침일 뿐이며 개별 대상자의 다양성이나 서로 다른 약물들 사이에서의 교차내성의 근거로 받아들여서는 안 된다. 어떤 상황에서는 이것들이 지속적 치료보다는 일회성 용량에 대한 연구에서 유래된다.

다양한 마약성 약물과 동등진통용량 사이의 불완전한 교차내성은 어떤 약물이 먼저 투약되었는지에 따라 다르다.

각각의 약물은 절대적으로 개별 대상자의 통증과 부작용들에 따라 조절되어야 한다. 한 가지 마약성진통제를 다른 것으로 대체하기 위한 일반적 가이드라인은 〈표 9. 3〉에 있는 것과 같다.

- **전환요인들은 오직 지침일 뿐이다.**

〈표 9. 2〉 마약성 진통제들의 동등진통용량

	비경구적	경구적
모르핀	10mg	30mg
브프레노핀	0.3mg	0.4mg 설하
코데인	120mg	240mg
펜타닐	0.1mg	-
하이드로몰폰	1.5mg	7.5mg
메타돈	10mg	20mg
옥시코돈	10mg	20mg
펜타조신	60mg	180mg
페티딘	75mg	300mg
트라마돌	100mg	300mg

이러한 전환 요소들은 대략적인 것이고 개별 대상자의 다양성의 근거로 받아들여서는 안된다.

〈표 9. 3〉 마약성 진통제의 보완적 대체

새로운 약물의 동등진통 용량을 계산하라

교차내성을 수용하기 위해 용량의 25~50%를 줄여라
- 만일 메타돈으로 바꿀 경우에는 75%로 줄여라
- 만일 펜타닐 패치로 바꿀 경우에는 줄이지 말라

전에 있던 통증 조절에 따라 조절하라
- 만일 대상자가 심한 통증을 가지고 있다면 제시된 감소량보다 조금만 줄여라

대상자의 일반적 상태에 따라 조절하라
- 만일 노인 대상자이거나 약하거나 명백한 장기의 기능부전이 있는 경우에는 더 줄여라

4시간 간격으로 용량의 50~100%를 돌발성 통증을 위해 주라

재사정하고 통증과 부작용에 대해 새로운 마약성 진통제로 조절하라

• **각각의 약물은 필히 개별 대상자의 통증과 부작용들에 따라 조절되어야 한다.**

부작용

마약성 진통제의 부작용들은 〈표 9. 4〉에 정리되어 있다. 고려할 만한 다양성은 개별 대상자들과 다른 약물들 사이에서의 작용에 따른다. 어떤 하나의 마약성 효능약은 실질적으로 보다 나은 부작용의 형태를 가지고 있다는 증거는 몇 안 된다. 임상에서 흔히 볼 수

〈표 9. 4〉 마약성 진통제의 부작용

중추계	진정, 인지장애, 섬망, 약물성 혼수, 혼수, 불쾌 그리고 정신 이상적 환각 작용 간대성 근경련, 간질, 통각과민증, 축동
위장관계	오심, 구토, 지연된 위의 비움, 변비, 구강건조
호흡기계	호흡억제, 기침반응 억제
심맥관계	기립성 저혈압
비뇨기계	긴박, 정체
피부	홍조, 발한, 소양증

〈표 9. 5〉 마약성 진통제의 부작용 관리를 위한 지침들

증상을 일으킬 수 있는 다른 원인들을 고려하라
　근본적인 질병과 관련하여
　다른 약물들 혹은 약물과 마약성 진통제의 상호작용과 관련하여
통증 조절을 향상시키고 마약성 진통제 용량을 줄일 수 있는 다른 방법들을 고려하라
　보조적 진통제들, 신경차단, 수술
　질병 조절: 방사선요법, 전신적 치료
부작용에 대한 증상 관리
투약 경로의 변경을 고려하라
마약성 진통제 치환

있는 부작용은 변비, 진정과 오심이 있다.

마약성 진통제의 부작용에 대한 사정과 관리는 〈표 9. 5〉에 정리되어 있다. 다른 가능한 원인들에 대해 고려해 보는 것이 중요하고, 통증 조절을 위해 마약성 진통제의 용량을 줄일 수 있는 추가적인 방법을 사용해야 한다.

신경심리학적 효과

진정 어느 정도의 진정이 마약성 진통제를 시작함과 동시에 발생하는 일은 종종 있는 일이다. 보통 이런 진정효과는 미약한 경우가 대부분이고 2~5일 정도 지속된다. 대상자들은 이러한 가능성에 대해 주의를 받아야 하고 며칠 안에 이런 증상은 나아질 것이라고 안심시켜야 하며, 이 기간 동안에도 지속적으로 약을 복용하도록 격려되어야 한다. 간혹 심하게 졸리고 혼동이 생겨서 약물의 용량을 줄여야 할 때가 있다. 진정을 유발하는 소인적 요소들은 〈표 9. 6〉에 나열되어 있다. 지속되는 진정상태는 신장기능과 대사장애, 감염, 대뇌의 전이를 포함하는 중추신경계 억압의 다른 원인들의 배제 그리고 다른 약물들의 작용들에 대한 재사정을 요구한다. 즉시 수정 가능한 대사의 원인이 없거나 덜 필요한 약물을 뺄 수 있는 상황이 아니라면, 지속적인 진정은 다른 마약성 진통제로 대체하여 치료하는 것이 최상의 방법이다. 마약성 진통제가 반드시 운전을 해선 안되는 적응증이 되지는 않는다. 많은 진행성 암을 가진 대상자들은 운전을 하기에는 너무 약하거나 아픈 경우가 대부분이지만 다른 대상자들에게서는 차를 운전할 수 있다는 것이 그들의

〈표 9. 6〉 진정을 유발하는 소인적 요소들

노인대상자나 쇠약한 대상자들
신장의 기능장애
다른 약물들을 포함하는 중추신경계를 억압하는 다를 원인들
마약성 진통제를 처음 사용하는 대상자들
경증의 통증을 가지고 있는 대상자들
신경차단과 같은 처치로 단시간에 통증이 완화된 대상자들

개인적 혹은 사회적 삶에 있어서 중요한 일부분인 것이다. 안정적인 용량의 모르핀을 복용하고 있으면서 운전하는 것에 대해 다른 의학적인 금기가 없는 대상자들은 안전하게 운전을 할 수 있다. 이들은 도로에 실질적으로 나가서 모험을 하기 전에, 조용한 환경과 누군가가 차에 동승한 상태에서 '시험 운전'을 해봄으로써 스스로가 운전을 해도 괜찮을 만큼 강하고 의식이 명료하며 어떠한 상황에서든 차를 안전하게 조절할 만큼 재빠르게 반응할 수 있는지 등에 관한 운전 전 사정을 해보도록 격려되어야 한다. 그러나, 모르핀을 복용하고 있음에도 불구하고 안전하게 운전을 할 수 있는 진행성 암을 가지고 있는 대상자들에게도 교통이 복잡한 상황에서의 운전이나 장거리 운전은 피하도록 권고해야 한다.

약물에 의한 혼수 만일 처방된 약물의 용량이 너무 많거나 대상자가 일부러 과용량의 약물을 복용한 경우 호흡 억제를 동반한 심한 진정이나 약물에 의한 혼수, 그리고 의식을 잃는 상황들이 생길 수 있다(후자의 경우가 더 심각할 수 있다). 약물에 의한 혼수를 유

〈표 9. 7〉 날록손: 약물에 의한 혼수와 호흡기계 억압의 치료

초기 치료

의인성 호흡기계 억압

- 호흡수 $<$ 5/분: 날록손 0.4mg 정맥주사나 피하내 주사를 즉시 준다.
- 호흡수 $<$ 8/분 혹은 깨울 수 없거나 청색증이 보일 때 ($SaO_2 < 90\%$)
  : 날록손 0.4mg을 9ml에 희석하여 1~2ml 정맥주사하거나 3분마다 피하내 주사한다.
- 호흡수 $>$ 8/분, 깨울 수 있거나 청색증이 보이지 않을 때 ($SaO_2 > 90\%$)
  : 주의하여 관찰한다.

과용량을 사용한 것이 분명하거나 의심될 때

- 날록손 0.4~2.0mg 정맥주사나 피하내 주사를 3분마다 5번까지 사용할 수 있다.
- 효능을 발휘할 수 있는 최소한의 용량을 사용해야 한다.
- 만일 위에 제시된 용량들이나 총 10mg의 날록손이 비효과적이면 마약성진통제에 의한 것이 아닐 수 있다.
- 부프레놀핀은 혼수를 되돌리기 위해 더 많은 용량(8~16mg)이 필요하다.

지속적 치료

원인이 되는 약물의 효과의 지속을 위해서

- 적절한 반응을 유지하기 위해서는 최초 반응을 생성한 동량의 날록손을 반복적으로 정맥내나 근육내 주사로 준다. 혹은
- 최초로 반응을 보였던 용량의 2/3를 매시간 지속적으로 주입하거나 효과에 따라 조절한다.

발할 수 있는 위험요인들은 진정을 유발하는 요소들과 마찬가지이고 〈표 9. 6〉에 나열되어 있다.

약물에 의한 혼수의 치료에는 날록손이 사용되고〈표 9. 7〉, 호흡기계와 순환기계의 지지를 위해서도 마찬가지로 날록손이 사용된다. 효능을 발휘할 수 있는 최소량의 날록손이 사용되어야 하고, 그 목적은 진통제의 효과를 뒤바꾸거나 신체적인 금단증상을 촉진시키지 않은 범위에서 호흡기계 기능을 호전시키는 데 있다. 권장되는 방법은 날록손 1 앰풀(0.4mg/1ml)을 9ml의 생리식염수나 포도당에 희석하여 매 3분마다 1~2ml씩 주는 것이다. 이 방법은 대상

자가 심한 통증을 가지고 갑자기 깨어날 수 있는 기회와 심한 안절부절 상태를 최소화한다.

인지적 장애 마약성 진통제에 의해 인지적 장애가 생길 수 있다. 용량과 대상자의 나이, 신장 기능과 일반적 허약이 소인적 요소에 포함된다. 대체할 수 있는 다른 마약성 진통제로의 전환이 증상의 개선을 가져올 수 있다.

정신 이상적 환각 혹은 정신 불안 반응 정신 이상적 환각 혹은 정신 불안 반응은 모르핀이나 다른 약물들에 의해 생기고 매우 빈도 높고 분명하게 염려, 혼돈, 환각 혹은 악몽의 형태로 나타난다. 만일 필요하다면, 할로페리돌(haloperidol)과 같은 진정제를 이용한 치료가 유용할 수 있고 만일 증상이 심각할 경우에는 마약성 진통제의 보완적 대체가 고려되어야 한다. 정신 이상적 환각 부작용은 모르핀을 복용하고 있는 1~2% 미만의 대상자에게서 나타나지만 펜타조신(pentazocine)을 복용하는 대상자에게서는 10%에 가깝게 이러한 부작용이 나타나는 것으로 보고되고 있다.

다초점 간대성 근경련 다초점 간대성 근경련은 어떤 마약성 약물이든지 고용량을 복용할 경우에 나타날 수 있고 혹은 신장기능의 저하가 있는 말기 대상자에게서 정상 용량을 복용할 경우에 나타날 수 있다. 말기 대상자의 간호에서 간대성 근경련은 벤조다이아제핀을 이용한 증상 완화에 중점을 맞출 수 있고, 다른 경우에는 마약성 보완대체법을 이용한 관리가 가장 좋은 방법이다.

마약 과잉 민감성과 통각 과민증: 마약성 진통제에 의해 증가된 통증 페치딘(pethidine)은 대사산물인 놀페치딘(norpethidine)의 형성과 관련된 신경독성 때문에 말기 대상자에게 사용하는 것을 권고하지 않는다. 투여가 지속될 경우 홍분, 경련, 다초점 간대성 근경련 그리고 일반화된 간질이 있을 수 있다. 비슷한 증후군들이 고용량의 다른 마약성 진통제들에서도 보고되고 있다. 간대성 근경련과 간질 그리고 통각과민(통증이 악화에 따라 나타남), 전신의 이질통(만졌을 때 통증이 있거나 모든 부분의 신체접촉에 의해 나타남), 그리고 섬망도 생긴다. 치료는 신속한 용량의 감량과 다른 마약성 진통제로의 대치가 있다.

위장관계

오심은 마약성 진통제를 사용한 치료가 처음 시작되었을 때 자주 나타나고, 구토는 오심보다는 덜 일반적이다. 오심은 보통 경미하고 며칠 후에는 가라앉는다. 이는 수질에 있는 화학수용체 유인 영역에의 직접적 영향에 의하며 일부 마약관련 위정체와 변비로 구성된다. 대상자들은 치료를 시작한 후 며칠간 오심이 있을 가능성이 있다는 주의를 들어야 하고 필요하다면 진토제를 복용하도록 해 주어야 한다.

마약성 진통제들은 위장관계의 분비와 운동성을 떨어뜨리고, 위장관이 비는 것을 지연시키며 변비를 유발한다. 회장절개술을 했거나 흡수불량에 의한 설사가 있는 경우가 아니면, 마약성 진통제를 복용하는 모든 대상자들은 변비가 생긴다. 만일 표준 분량이 감당할 수 없다면 다른 마약성 진통제로의 대체가 고려되어야 한다.

- **마약성 진통제를 이용한 치료를 시작하는 모든 대상자들은 식이 제안과 완하제 처방이 변비 예방을 위해 필요하다.**
- **내성은 마약성 진통제의 변비 유발 작용으로 발달하지 않고 치료하는 기간 동안 완하제 요법이 필요하다.**

구강건조증은 만성적으로 모르핀을 이용하는 대상자들에게 높은 비율로 나타난다. 만일 구강건조증이 심한 경우 다른 원인들에 대한 사정, 특히 항콜린성 효과를 가진 약물들에 대한 사정이 이뤄져야 한다.

호흡기계

호흡기계의 억제는 뇌간에 있는 호흡중추에의 직접적인 효과 때문에 생긴다. 이산화탄소의 순환에 대한 민감성이 떨어지고 분당 환기량과 호흡수가 줄어든다. 호흡기계의 억제를 일으키는 요소들은 〈표 9. 8〉에 나열되어 있다.

〈표 9. 8〉 호흡기계 억제를 촉진시키는 요인들

다른 이유들에 의해 호흡 부전의 위험성을 가진 대상자들
지나치게 많은 양의 모르핀을 투여받았거나 너무 자주 투여받은 경우
신장의 기능 장애
중추신경계의 억제를 유발하는 다른 원인들
마약성 진통제를 처음 사용하는 대상자들
신경차단 등의 방법으로 갑작스럽게 통증을 완화한 대상자들

암과 통증을 가지고 있는 대상자들에게 호흡기계 억제가 나타날 가능성이 적은데는 여러 가지 이유들이 있다. 첫째, 대상자들은 마약성 진통제의 호흡기계 억제 효과에 대해 심리적 길항 작용을 한다고 표현되는 통증을 가지고 있다. 둘째, 대부분의 대상자들은 약한 마약성 진통제를 복용하고 있고 마약성 진통제를 처음으로 복용하는 것이 아니다. 셋째, 이들 대상자들은 저농축 경구 약물을 복용하는 경우가 많다. 넷째, 보통의 경우 용량은 통증에 대한 효과를 발휘할 수 있을 정도까지 서서히 조절된다. 호흡기계 억제를 유발하게 하는 가능성들이 다양한 마약성 진통제의 동등진통용량에 따라 각기 다를 것이라는 증거는 없다.

명확한 호흡기계 억제가 다른 이유들에 의해서 호흡부전의 위험을 가지고 잇는 대상자들에게서 생길 수 있다. 호흡부전의 경계선에 있는 대상자들에게서 마약성 진통제들이 이산화탄소 수치의 증가에 대한 반응과 저산소증 조종에 따라 지속되는 호흡을 감소시키게 되는데, 이 상황에서의 산소 투여는 치명적일 수 있다.

마약성 약물들은 뇌간에 있는 기침 중추에 직접적인 영향을 주어 기침 반사를 억제한다. 이는 자제하기 어려운 기침을 하는 대상자들에게는 이익이 될 수 있지만 흉부감염의 치료를 악화시킬 수 있다.

내성, 신체적 의존 그리고 심리적 의존

내성과 의존성에 대한 이해의 부족은 암과 관련된 통증을 가진 대상자들이 마약성 진통제를 잘 사용하지 않는 보편적인 이유이다.

- **만일 대상자들이 마약성진통제를 사용해야 할 적응증이 되는데, 내성, 신체적 의존성 혹은 심리적 의존성에 대한 걱정 때문에 마약성 진통제를 이용한 치료를 지연해서는 절대로 안된다.**

내성

내성은 똑같은 효과를 내기 위해서 용량의 증가를 요구하는 장기간 마약성 진통제의 치료에서 보이는 정상적인 신체적 반응이다. 만성통증을 경험하는 암 대상자들에게서 명백하게 나타나는 내성은 그리 보편적이지 않고 용량의 증가는 보통 질환이 진행되었을 경우에 필요하다. 반면 통증이 없으면서 정맥내 약물을 사용하는 사람들에게서 내성이 아주 빠른 속도로 발생할 수 있다.

내성에 대한 걱정은 말기에 이르기까지 마약성 진통제의 사용을 자제할 이유가 될 수는 없다. 아마도 더 심한 통증을 위해 사용할 수 있는 것이 아무것도 남지 않을 것이라는 환자들의 거정은 치료를 위해 사용할 수 있는 모르핀의 치료적 범위는 매우 넓고, 만일 더 심한 통증이 생길 경우 더 심한 통증을 치료할 수 있는 적절한 방법이 있음을 알려 주어 안심시켜야 한다. 내성은 심리적 의존의 발생과 관계가 없다. 다양한 마약성 약물들 사이의 교차내성은 완전하지 않고 만일 내성이 발생하는 빈도가 염려스럽다면, 다른 약물로 대치할 수 있다.

신체적 의존

신체적 의존은 만약 약물의 투여를 갑작스럽게 중지하거나 길항제를 투여한 경우 금단 증상을 유발하는 장기간의 마약성 진통제 치료에 대한 정상적인 신체적 반응이다. 금단 증상은 불안, 흥분, 콧물 그리고 눈물흘림, 열과 발한, 근육이나 복부의 쥐어 짜는 듯한 통증, 경련과 그 이외의 다른 교감신경계의 과잉활동에 의한 증상들로 특징지을 수 있다. 금단 증상의 발생 시간과 기간은 사용하고 있는 마약성 약물의 약동학에 따른다. 금단 증상은 이전에 사용하던 약물의 25~50%의 일일용량을 나눠서 6시간 간격으로 투여한다면 효과적으로 치료할 수 있다. 수술이나 다른 방법들에 의해 통증이 완화된 대상자들은 마약성 진통제의 하루 용량을 15~25% 정도로 줄여야 한다. 대상자들은 만일 그들의 통증이 다른 방법에 의해 완화되었다면, 신체적 의존성이 금단 증상을 예방하지는 않는다고 설명할 필요가 있다. 신체적 의존성은 심리적 의존성의 발생과 관계가 없다.

심리적 의존과 중독

심리적 의존은 비정상적 행동과 항상 정신적 효과를 경험하기 위해서 지속적으로나 간헐적인 간격을 기본으로 약물을 복용해야 한다는 강박성을 포함하는 다른 반응들로 특징지어진다. 약물에 대한 의존성은 병적인 심리적 반응이지 신체적인 것은 아니다. 만일 다른 방법들에 의해 통증이 완화될 것으로 예상되면 약물남용의 과거력을 가진 대상자들은 더 주의하여 관리되어야 하지만, 단순히 심리적 의존에 대한 걱정 때문에 마약성 진통제를 투여하는 것을 중지하지는 말아야 한다. 암과 통증을 가진 대상자들에 대한 많은 수의 대규모 연구들이 정신장애 혹은 약물 내성의 과거력을 가진 몇몇 대상자들을 제외하고는 대부분의 대상자들에게서 심리적 의존성이나 마약성 진통제에 의한 중독성이 나타나지 않는다고 밝히고 있다.

- **통증을 가지고 있는 암 대상자들에게 있어서 중독의 위험성은 극히 낮다.**

마약성 진통제의 불충분한 사용—진통제 공포증

모르핀과 다른 마약성 약물들은 암과 관련된 통증의 치료에서 불충분하게 사용되고 있다. 다음에 논의된 내용들은 모르핀에 중점을 두고 있지만, 다른 마약성 진통제들에도 똑같이 적용이 된다.

전문직의 진통제 공포증

왜 의사들이 모르핀을 불충분하게 처방하고 간호사들이 불충분한 투여를 하는지에 대한 몇 가지 이유들이 〈표 9. 9〉에 나열되어 있다.

모르핀은 오직 대상자가 죽어갈 때에만 주어야 한다는 믿음은 원시적인 것이다. 모르핀은 몇 달이나 몇 년간 사용될 수 있고, 맞게 투여한다면 정상적인 삶의 양식과 잘 융화될 수 있다. 죽기 전에 가끔씩 생기는 '통증의 증가'를 위해 모르핀을 아껴둬야 한다는 생각도 만일 필요하다면 모르핀 양을 증가시킬 수 있는 넓은 치료

〈표 9. 9〉 전문직의 진통제 공포증

'모르핀은 대상자가 죽어 갈 때에만 사용되어야 한다.'

'모르핀은 죽음을 재촉한다.'

'모르핀은 호흡기계의 억제를 유발한다.'

'모르핀은 소용이 없다.'

- 부정확한 투여
- 마약성 진통제에 민감하지 않은 통증
- 간호의 심리적 관점에 대한 무시

'모르핀은 받아들일 수 없는 부작용을 유발한다.'

- 변비, 오심, 졸음, 혼란

내성에 대한 공포, 신체적 의존, 심리적 의존

적 범위가 있기 때문에 틀린 생각이다.

만일 모르핀이 부정확하게 투여되거나 모르핀에 민감하지 않은 통증에 사용하거나, 사회심리적인 걱정이 밝혀지지 않은 상태라면, 통증 조절에 모르핀은 비효과적일 것이다. 정확한 용량의 모르핀은 참을 만한 부작용이 있는 동안 대상자의 통증을 완화시키는 정도의 용량을 말하고 각각의 대상자에 따라 개별적으로 용량 조절이 이뤄져야 한다. 신경병증성 통증은 마약성 진통제에 민감하지 않은 통증이라 할 수 있고 보조적인 진통제에 더 잘 반응할 수도 있다. 신체적 통증은 사회심리적인 문제들에 의해 발생되거나 악화될 수 있고 이 문제들이 밝혀지기까지는 아무리 많은 양의 잘 처방된 진통제라 하더라도 통증을 없앨 수 없다.

부작용은 심각하지 않아야 한다. 암 대상자들에게서 호흡기계의 억제는 마약성 진통제를 주사제로 처음 사용하는 대상자들을 제외하고는 매우 흔치 않은 상황이다. 변비가 부득이 하게 생기기 때문에 이에 대한 설명과 식이와 완하제의 사용에 대한 권고가 요구된다. 졸음과 오심이 있을 가능성에 대한 주의가 있어야 하고 이는 며칠이 경과하고 나면 없어진다고 안심시켜야 한다.

내성에 대한 오해, 신체적 의존 그리고 심리적 의존이 모르핀 투여를 중지하는 가장 빈번한 이유들이다. 급속도로 내성이 생기는 약물남용자들과는 달리, 암 대상자들은 극히 드물게 임상적으로 확실한 내성이 생기고 몇 주나 몇 달이 지나야 소량의 용량 증가를 필요로 한다. 신체적 의존은 설명이 필요하고 만일 그들의 통증이 다른 방법에 의해 완화된다면, 모르핀을 하루에 25% 정도씩 감소하다 뗄 수 있다고 대상자들을 안심시키는 것이 절대적으로 필요하다. 심리적 의존은 암과 통증을 가진 대상자에게서는 극히 드물게 발생한다. 만일 대상자에게 마약성 진통제가 필요하다고 판단이 되면, 내성, 신체적 의존성 혹은 심리적 의존성에 대한 염려로 인해 마약성 진통제를 이용한 치료를 지연시켜서는 안된다.

대상자의 진통제 공포

대상자들이나 그들의 가족들도 모르핀 치료에 대한 공포를 가질 수 있고 염려를 표현할 수 있다〈표 9. 10〉.

모르핀 처방은 어떤 환자들에게 있어서는 죽음이 임박했다는 메시지로 해석된다. 이런 이유 때문에 모르핀이 몇 달이나 몇 년 동안도 사용될 수 있고, 모르핀의 사용은 일상생활 안에서 아무런 무리없이 조화를 이룰 수 있다고 설명을 해줘야 한다.

또 다른 대상자들은 그들의 통증이 악화되었을 때 사용할 수 있

〈표 9. 10〉 대상자의 진통제 공포증

'마약성 진통제를 사용한다는 것이 내가 곧 죽는다는 의미이다.'
'통증이 악화되었을 때 사용할 수 있는 것이 아무것도 남지 않는다.'
'나는 중독자가 될 것이다.'
'나는 모르핀에 알레르기가 있다.'
'모르핀은 아무런 소용이 없었다.' 부정확한 투약 돌발성 통증에 대한 지침이 없음 모르핀에 민감하지 않은 통증 사회심리적인 요인들을 무시함
'나는 모르핀을 복용할 수 없었다.' 졸음, 혼란, 오심, 변비

는 것이 아무것도 남아 있지 않을 것이라는 두려움 때문에 모르핀을 거부한다. 이런 이유 때문에 만일 필요하다면 모르핀의 용량을 증가시키기 위해 충분한 치료적 범위를 가지고 있다고 설명하고 안심시킬 필요가 있다.

'모르핀에 알레르기가 있다' 는 과거력은 주로 모르핀을 사용해 본 적이 없는 대상자가 급성 통증의 완화를 위해 모르핀을 주사제로 투여받았을 때 생기는 오심, 구토와 관계된 경우가 대부분이다. 면역학적으로 모르핀에 알레르기를 갖는 경우는 극히 드물고, 설명과 안심 그리고 진토제의 처방이 적절하게 이뤄진다면, 대부분의 대상자에게서 어떤 악영향도 없이 모르핀을 시작할 수 있다.

대상자들은 중독에 대한 염려를 표현할 수 있다. 그들에게는 내성과 신체적 의존에 대한 설명과 심리적 의존이 임상적으로 염려거리가 되지 않는다는 안심을 시켜줘야 한다.

만일 대상자들이 모르핀이 그들의 통증을 완화시키는 데 도움이 되지 않았다고 말한다면, 이는 아마도 용량이 너무 적었거나, 너무 드물게 주었거나 혹은 대상자들이 돌발성 통증의 조절을 위해 어떻게 해야 할지 지침을 받지 못한 경우일 것이다. 통증의 지각을 하게 하는 대상자들의 고통에 대한 다른 관점들(신체적, 심리적, 사회적, 문화적, 영적)의 중요성은 경시될 수 없다. 최근에 적절한 용량의 모르핀을 투여받고도 별 도움이 되지 않았다고 하는 대상자들, 특히 용량을 증가시키고 난 후에 별 도움이 되지 않았다고 보고하는 대상자들은 거의 항상 사회심리적인 문제들이 그들이 가진 통증과 연관되어 있다.

- **적절한 설명, 적절한 처방과 개별적인 용량의 적정은 대부분의 대상자들에게서 이기기 힘든 부작용들 없이 효과적인 통증완화를 이룰 수 있다.**

10

모르핀(Morphine)

M o r p h i n e

다음과 같은 이유로 모르핀은 중등도에서 심한 통증을 가지고 있는 암 환자들의 통증 관리를 위해 선택할 수 있는 강력한 마약성 약물이다.

- 넓은 치료적 범위
- 많은 투여 경로에 의한 효능
- 확실성
- 가능성
- 저렴한 가격

약리학

모르핀은 대부분의 투여 부위에서 잘 흡수된다〈표 10. 1〉. 모르핀의 혈장 반감기는 2~3시간이고 장기적 사용에 의해 영향을 받지 않는다. 효과의 지속 시간은 약 4시간 정도이고 정맥 주사 이후에는 조금 더 짧을 수 있다. 모르핀은 주로 간에서 대사가 되는데, 주로 모르핀-3-글루크로니드(morphine-3-glucuronide; M3G)와 모르핀-6-글루크로니드(morphine-6-glucuronide; M3G)로 대사된다. M6G는 강력한 마약성 수용체이고, 모르핀의 임상적 효과와 독성에서 중요한 역할을 가지고 있을 수 있으나, M3G는 명확한 진통제의 작용을 가지고 있지 않은 것으로 보인다. 장기적으로 투약을 하는 기간에 뇌척수액에서 M6G의 농도 증가가 탐지되는 것은 단일 용량과 비교해서 반복적인 투여가 있을 때보다 나은 진통 효과가 보여지는 이유를 설명해 준다.

〈표 10. 1〉 모르핀(Morphine)

작용	진통제
메커니즘	마약성 수용체들과 상호작용
투약	정맥내, 근육내, 피하, 경구, 패치, 척추내 그리고 도포성이 모두 효과적임
약리	혈장 반감기: 2~3시간, 장기적 사용에 의해 영향받지 않음 간에서 M3G와 M6G로 대사됨 소변으로 배출됨
적응증	중등도 혹은 심각한 암성 통증 설사, 기침, 호흡곤란
부적응증	진성 모르핀 과민반응
주의점	신장 장애 심한 간기능 장애 확연한 폐의 질환 중추신경계 억제 노령, 쇠약
용량	만성통증에는 표준 용량이 없음 개별 대상자의 통증과 부작용들에 따라 적정됨
작용 기간	3~4시간: 신장 장애가 있는 경우 작용 기간이 길어짐

글루크로니드 대사산물은 소변으로 빠져나오고 보통 고령에 발생하는 질환을 포함하는 신장장애는 M6G의 축적으로 이어질 수 있다. M6G의 혈장과 뇌척수액의 농도 증가는 신경독성과 관계되어 있다. 간질환이 모르핀의 약동학을 변화시킨다는 보고는 없으나, 만일 뇌질환을 동반하는 심각한 간의 기능부전이 있는 경우에는 주의가 필수적이다. 모르핀이 중추억제작용을 가진 다른 약물들과 같이 투여된 경우 생기는 진정작용의 증가는 변화된 약동학 때문이라기보다는 중독효과 때문이다.

작 용

모르핀은 뇌와 척추에 있는 마약성 수용체에 작용하여 진통효과를 일으킨다. 통증의 지각은 변화되는 말초 통각수용체 정보가 척추에 끼치는 직접적인 영향과 뇌간과 뇌저 신경절에서 내려오는 하행 억제 체계의 활성화에 의해 변화한다. 마약성 제제는 또한 변연계와 통증에 대한 감정적 반응을 조작하는 더 높은 중심점에 작용한다.

위장관계와 호흡기계에 주는 영향을 포함한 신체적 영향들은 부분적으로는 자율신경계에 의해, 그리고 부분적으로는 약물의 직접적 효과에 의해 중심에 매개된다.

용 량

모르핀은 두드러지게 넓은 치료적 범위를 가지고 있고, 이는 용량의 넓은 범위를 넘어서서 용량에 따른 진통효과를 생산해 내고 진통효과에 대해 상승한계 효과가 없는 것으로 보여진다. 따라서 유용한 용량은 부작용에 의해 한계지어진다.

- **만성적인 암성통증의 치료에 사용되는 모르핀은 표준 용량이 없다.**

요구량은 통증의 중증도, 통증의 종류, 개별적인 약동학적 다양성, 내성의 발생 그리고 통증지각에 영향을 주는 사회 심리적인 문제에 따라 결정된다.

- **모르핀의 적정량은 감당할 만한 부작용이 있는 동안 통증을 조**

절할 만한 정도를 말한다.

- **용량은 각각의 개별 대상자에 따라 적정되어야 한다.**

동등진통 용량 각기 다른 마약성 진통제의 대략적인 동등진통 용량은 9장에서 논의 되었다〈표 9. 2 참고〉.

적응증

- **모르핀은 중등도에서 심한 암성통증을 위해 선택되는 약물이다.**

모르핀에 민감한 통증과 모르핀에 민감하지 않은 통증 모르핀은 모든 종류의 통증에 동일하게 효과적이지는 않은데, 신경병증성 통증은 신체형 통증이나 장기 통증에 비해 덜 민감하다. 그러나 사용될 수 있는 용량의 범위가 넓기 때문에 모르핀에 민감한 통증과 모르핀에 민감하지 않은 통증 사이의 차이는 절대적이기보단 상대적인 것으로 간주되어야 한다.

금기증

모르핀은 다음의 대상자들에게서는 주의하여 주어져야 한다.

- 신장 장애가 있는 대상자
- 심각한 간기능 부전이 있는 대상자
- 급성이나 만성 기관지 천식을 포함하는 명백한 폐질환이 있는

대상자

- 중추신경계를 억제하는 약물을 포함하는 어떤 이유에서 비롯된 중추신경계 억제

모르핀 과민증과 알레르기 소수의 대상자들은 지나친 진정과 며칠이 지나고도 나아지지 않고 다른 원인을 찾을 수 없는 오심 때문에 고생하게 된다. 이런 대상자들은 모르핀에 과민한 것으로 고려되어야 하고 다른 마약성 진통제로 바꿔야 한다.

이전에 모르핀에 알레르기가 있다고 들은 적이 있는 대상자들이 있을 수 있다. 이는 자주 모르핀을 경험해본 적이 없는 대상자들이 급성통증을 위해 모르핀 주사제를 투약받고 나서 생기는 오심과 구토와 관계된다. 반응의 정확한 상황들을 분별하기 위해서 주의 깊은 과거력 사정이 요구된다. 처음 며칠 동안 잘 설명해 주고 안심시켜주며 진토제를 사용한다면 대부분의 대상자들은 큰 문제 없이 모르핀을 시작할 수 있다.

부작용

부작용에 대해서는 9장에서 논의되었고 〈표 10. 2〉에 정리되어 있다.

〈표 10. 2〉 모르핀의 부작용

신경정신계	진정, 졸음, 혼동, 약물에 의한 혼수, 혼수
	불쾌감과 정신 이상적 환각 효과, 간대성 근경련, 축동
위장관계	오심, 구토, 위를 비우는 것의 지연, 변비
	구강건조, 담도성 산통
호흡기계	호흡기계 억제, 기침 반사의 억압
심맥관계	체위성 저혈압
비뇨기계	긴박감, 소변 정체
피부계	홍조, 발한, 소양증

모르핀의 투약

모르핀은 다양한 투약 경로에 의해 효과를 나타낸다. 암 대상자들에게서는 대부분 경구적(속효성이나 지속성 모르핀) 혹은 피하주입으로 투약이 이뤄진다. 이 두 가지 투약방법이 먼저 논의되고, 나머지 정맥내, 근육내, 직장내 혹은 척추내를 포함한 방법들은 이 장의 뒷부분에서 논의된다.

속효성(immediate- release; IR) 경구 모르핀

- **경구 모르핀(oral morphine)은 경구적으로 약물을 복용할 수 있는 암 대상자들 중 중등도나 심한 통증을 가지고 있는 대상자들을 위한 선택이다.**

모르핀은 가능한 언제든지 경구적으로 투여하여야 하는데, 이는 주사제의 사용을 피할 수 있고 집에서 대상자들이 스스로 복용할 수 있기 때문이다. 모르핀은 경구적으로 투여되었을 때 잘 흡수된다. 반복적인 용량을 투여했을때 약 경구 용량의 1/3이 생물학적으로 이용 가능하고, 경구적으로 투여된 30mg의 모르핀은 근육내 주사로 투여된 10mg의 용량과 같다.

속효성 알약 모르핀 황산염은 30mg 알약 형태로 이용이 가능하다. 모르핀 혼합액과 장기적인 효과를 가진 경구 약물은 용량에 유연성을 주고, 속효성 모르핀 알약이 만성통증의 관리에서 특별히 효과적이지는 않다.

경구 모르핀 혼합액

모르핀 염산염 혼합액은 상업적으로 1mg/ml, 2mg/ml, 5mg/ml 그리고 10mg/ml의 농도로 시중에 나와 있다(오딘; ordine). 상업적으로 조제된 모르핀에 방부제가 포함이 되면서 초기에 문제가 되던 유통기한의 제한이 해결됐다.

다른 약물들은 모르핀 혼합액에 같이 섞여서는 안 된다. 과거에 섞여지던 약물들에는 진토제, 아스피린, 클로르프로마진과 코가인이 있다. 모르핀 혼합액의 큰 장점은 필요나 부작용에 따라 용량을 쉽게 증가하거나 감소시킬 수 있는 것이다. 만일 혼합액이 다른 약물들을 포함한다면, 포함된 다른 약물들의 용량도 다양해질 수 있고, 부적절한 용량이나 독성의 원인이 된다.

최초 용량 최초 용량〈표 10. 3〉은 현재 대상자가 복용하고 있는 마약성 진통제의 용량에서 유추하고 〈표 9. 2〉에 나열된 동등용량을 이용하여 결정한다. 그러나 이러한 전환 요소들은 오직 근사치일 뿐이지 모든 대상자에게 다 똑같다고 기대하면 안 된다. 경구 모르핀을 투여하기 시작할 때 완화되지 않거나 증가하는 통증은 계산된 용량의 증가를 요구할 것이다.

돌발 통증 돌발 통증이 있을 때에는 통증을 조절하기 위해서 필요한 만큼 자주 정규 용량 이외의 모르핀 혼합액을 더 주어 치료한다. 이때 주어지는 용량은 4시간 간격으로 주는 정규 용량의 50~100%에 해당하는 양이며, 통증이 얼마나 심한지 혹은 다른 부작용은 있지 않은지에 따라 용량을 결정한다. 몇 번이나 가외의 용량을 투여하였는지에 대한 기록을 남겨야 한다. 만일 돌발 통증이 진통제를 투여받고 3시간 정도 지난 상태에서 발생한다면 다음 용량을 조금 일찍 투여함으로써 적절한 통증 완화를 이룰 수 있다. 하지만 만일 3시간 간격의 요구가 지속된다면, 4시간 간격으로 주고 있는 용량에 대한 재검토가 필요하다.

돌발성 통증 돌발성 통증은 특정 움직임이나, 일어섬 같은 특별한 상황에서만 생기는 통증을 이름이다. 돌발성 통증은 돌발 통증을 치료하는 방식과 같은 방식으로 이뤄진다. 만일 돌발성 통증이 예상되는 상황이라면 통증을 줄이거나 예방하기 위해서 그런 상황이 있기 30분이나 60분 전에 추가적인 치료가 이뤄질 수 있다.

〈표 10. 3〉 속효성 경구 모르핀 혼합액

최초 용량

비경구적 용량을 투여받는 대상자들에게는

- 총 mg/일의 정맥내 주사, 근육내 주사나 피하주사의 모르핀에 3을 곱하고, 여섯 번으로 나눠서 4시간마다 용량을 줌
  - 예 모르핀 15mg 피하주사 4시간마다(90mg/일) 270mg/일 경구투여나 45mg을 4시간마다 경구투여

다른 마약성 진통제를 투여받는 대상자들에게는

- mg/일의 경구용 모르핀으로 전환하고 6으로 나눠서 4시간마다 용량을 투여함
  - 예 코데인 60mg을 경구로 4시간마다(360mg/일) 모르핀 45mg/일 경구투여나 7.5mg을 경구로 4시간마다 투여함

이전에 마약성 진통제를 투여받아본 경험이 없는 대상자들에게는

- 10mg을 경구적으로 4시간마다 주는 것으로 시작함
- 만일 쇠약하거나 노인 대상자인 경우, 혹은 신장에 장애가 있는 대상자들의 경우에는 5mg을 경구로 4~6시간마다 투여함

빈도

쇠약한 대상자들, 노인 대상자들 혹은 신장장애를 가진 대상자들을 제외하고는 철저히 4시간 간격을 지켜줌

새벽 2시 용량도 주어야 함

돌발 통증

요구되는 만큼 자주 50~100%의 4시간 간격 용량을 가외로 더 주어 치료함

돌발성 통증

돌발 통증을 치료할 때와 동일하게 적용이 되나 만일 통증 발생이 예측 가능하다면 30~60분 전에 투약함

용량조절

만일 처음 용량이 지나친 진정을 일으키면 시험적인 기간 동안에는 정규 용량의 50%로 줄임

만일 처음 용량이 불충분한 진통효과를 준다면 시험적인 기간 동안에는 정규 용량의 50%를 증가시킴

돌발 통증 시 사용한 용량의 기록은 용량 조절 시 사용됨

- 돌발 통증용(mg/일) + 정규 용량(mg/일)을 6으로 나누어 새로운 4시간 간격 용량을 만듦

용량 조절 만일 통증 완화가 부적절하거나 평상시의 돌발 통증에 필요한 용량보다 더 요구된다면, 용량의 증가가 필요하다〈표 10. 3〉.

만일 부작용이 견디기 힘들다면 용량을 줄여야 한다. 밤 동안에 통증이 심해지는 대상자나 낮 동안에 진정효과 때문에 견디기 힘들어 하는 경우에는 낮 동안의 용량을 줄이고 밤 동안에는 높은 용량을 사용할 수 있다.

- **올바른 모르핀의 용량은 발생되는 부작용이 견딜 만한 것이면서, 통증을 조절할 수 있는 정도의 용량을 말하며, 개별 대상자에 따라 조절되어야 한다.**

지속성(sustained-release; SR) 경구용 모르핀

- **경구용 지속성 모르핀은 경구적으로 약물을 복용할 수 있는 대상자들 중 일반적 요구량이 확립된 대상자들의 통증 치료를 위한 선택이다.**

지속형 모르핀의 효능과 부작용들은 진통효과의 유지가 보다 순조로운 것을 제외하고는 4시간 간격으로 주는 속효성 모르핀의 효능과 부작용들과 비슷하다. 임상에서 지속성 모르핀의 가장 주요 문제들은 시작 용량을 결정짓는 것과 다발통증을 치료하는 것, 용량을 조절하는 것들이 있다.

조제품 상업적으로 시중에 나와 있는 모르핀 황산염의 조제 형식은 네 가지가 있다〈표 10. 4〉. MS 콘틴(MS contin)은 알약과 현탁액을 만들 수 있는 과립형이 있다. MS 모노(MS mono)와 캐파놀(kapanol)은 작은 알갱이들이 들어 있는 캡슐 형태이다.

〈표 10. 4〉 지속형 모르핀의 제조품

MS 콘틴 알약 5, 10, 15, 30, 60, 100, 200mg
MS 콘틴 현탁액용 과립 20, 30, 60, 100, 200mg
캐파놀 캡슐 10, 20, 50, 100mg
MS 모노 캡슐 30, 60, 90, 120mg

투약 지속형 모르핀 제조품은 통째로 그냥 삼켜야 한다. 알약이나 캡슐 안에 들어 있는 작은 알갱이들은 절대 깨뜨리거나 부셔뜨리거나 씹어서는 안된다. 만일 그렇게 된다면 지속적으로 방출되는 장치가 비효과적으로 되고 대상자들은 속효성 모르핀을 복용하는 것과 같은 효과를 얻게 된다. 이는 오직 4시간 동안의 진통효과를 내는데, 지속성 모르핀은 12시간에서 24시간 동안 진통 효과를 줄 만큼의 용량이 들어 있는 것이기 때문에 전체 용량이 즉석에서 흡수된다면 독성이 생길 위험이 있다.

MS 콘틴 현탁액용 과립이나 캡슐 안에 작은 알갱이들이 들어 있게 만들어진 제품은 연하곤란이 있는 환자들에게 유용하고 비위관이나 위루관을 통해서도 투약할 수 있다.

투약빈도 MS 콘틴은 12시간마다 주고, MS 모노는 하루에 한 번씩 준다. 캐파놀은 12시간 간격으로 주거나 하루 한 번씩 줄 수 있다.

최초 용량 제일 처음 용량은 대상자가 현재 복용 중인 마약성 진통제의 용량이나 처음에 시작했던 속효성 모르핀 혼합액의 용량에 따라 짐작하여 결정할 수 있다〈표 10. 5〉.

〈표 10. 5〉 경구적 지속형 모르핀

12시간과 24시간 지속형 모르핀 제조품

이 알약 안에 들어 있는 지속형 모르핀의 용량(mg/일)

- 12시간 지속형 제조품: 24시간 용량의 반을 12시간마다 줌
- 24시간 지속형 제조품: 24시간 용량의 전량을 하루에 한 번씩 줌

최초 용량

속효성 경구 모르핀 혼합액을 투여받고 있는 대상자들

- 동량(mg/일)

  예 모르핀 혼합액 50mg 4시간마다 → 지속형 경구 모르핀 300mg/일

모르핀 주사제를 사용하고 있는 대상자들

- 하루 총 경구 용량을 얻기 위해 주사 용량(mg/일)을 3으로 곱함

  예 모르핀 20mg 피하주사를 4시간마다(120mg/일) 투여할 경우 → 지속형 경구 모르핀 360mg/일

다른 마약성 진통제를 투여받는 대상자들

- 경구형 모르핀으로 전환 (mg/일)

  예 코데인 60mg을 4시간마다 경구 투여받으면(360mg/일) → 지속성 경구 모르핀 45mg/일

마약성 진통제를 투여받지 않는 대상자들

- 처음 1~3일 동안 속효성 경구 모르핀 혼합액을 사용

돌발 통증

경구 모르핀 혼합액으로 치료함

- 4시간 용량과 동일(12시간 용량의 1/3, 24시간 용량의 1/6 용량)

  예 지속형 모르핀 40mg/일 → 돌발 통증용 속효성 모르핀은 7mg

  예 지속형 모르핀 200mg/일 → 돌발 통증용 속효성 모르핀은 30mg

  예 지속형 모르핀 600mg/일 → 돌발 통증용 속효성 모르핀은 100mg

돌발성 통증

돌발 통증을 치료하는 것과 같은 용량을 사용하며

만일 통증 발생이 예상되는 경우에는 30~60분 전에 투약함

용량조절

돌발 통증을 위해 필요했던 용량의 기록은 용량조절 시 사용됨

- 돌발 통증용 용량(mg/일) + 정규 용량(mg/일) → 새로운 24시간 용량

- 현재 마약성 진통제를 복용하고 있지 않은 대상자들과 모르핀 이외의 마약성 진통제를 복용하고 있는 대상자들에게서 지속형 모르핀을 시작하는 가장 좋은 방법은 하루나 며칠 동안 속효

성 경구 모르핀 혼합액을 사용하게 하여 안정되게 시작하는 것이다.

〈표 9. 2〉에 제시된 전환 요소들은 대략적인 것일 뿐이고 개별 대상자의 다양성에 근거하여 받아들여서는 안된다. 지속성 모르핀을 시작한 시점에서 완화되지 않거나 악화되는 통증은 계산된 용량 증가의 필요성을 제시한다. 이에 더하여, 지속성 모르핀의 사용을 통해 치료적인 혈장 농도를 이루기 위해서는 여러 시간이 걸리기 때문에 4시간 간격으로 주던 속효성 모르핀이나 그 이외에 사용중이던 약물의 마지막 용량을 지속성 모르핀의 첫 용량과 같이 준다면 효과적이다.

돌발 통증 12시간이나 24시간 용량을 복용하는 사이 발생하는 돌발 통증은 속효성 모르핀 혼합액을 통증 조절이 될 때까지 필요한 만큼 자주 주어 치료하고 지속성 모르핀의 빈도를 증가시키지는 말아야 한다.

돌발 통증을 위해 사용하는 경구용 모르핀 혼합액의 용량은 4시간 간격 용량과 동일하고, 12시간 용량의 3분의 1 용량이거나 24시간 용량의 6분의 1 용량이다. 다량의 지속형 모르핀을 필요로 하는 대상자들은 역시 돌발 통증을 위해서 다량의 모르핀 혼합액을 필요로 하고, 이에 대한 몇 가지 예가 〈표 10. 5〉에 있다. 돌발 통증의 치료를 위해 코드랄 포테(codral forte) 혹은 파나딘 포테(panadine forte)와 같은 종전에 사용하던 약물을 계속해서 사용하기를 원하는 대상자들도 있는데 대개의 경우는 여러 가지 마약성 진통제의 사용이 그들에게 맞지 않았기 때문이고 이들 대상자에게는 종전 사용 약물들이 충분한 통증 조절 효과가 있기 때문에 원하는 약물을 사용하도록 하는 것도 괜찮다. 계속적으로 지속형 모르핀을 복용하는 대상자들 중 적은 수의 사람들에게서 각각의 용량을 주는 기간의 마지막마다 용량을 증가시킴에도 완화되지 않는 돌발 통증이 발생할 수 있다. 12시간 지속형 MS 콘틴을 복용하는 대상자들에게서는 8시간 간격으로 진통제 투여 시간을 바꿈으로써 이러한 문제들이 해결될 수 있으나 이보다 더 자주 진통제를 주는 것은 권고되지 않는다. 8시간마다 투약하는 용량은 24시간 용량을 3으로 나눈 용량으로 〈표 10. 5〉에 있다. 캐파놀은 다른 약동학적 특징을 가지고 있고 12시간 간격보다 자주 투약하는 것은 권고되지 않는다.

돌발성 통증 돌발성 통증은 특정 움직임과 일어섬과 같은 특별한 상황에서만 발생하는 통증을 이른다. 돌발성 통증은 돌발 통증과 같은 방식으로 치료한다. 만일 돌발성 통증이 예상되는 상황이라면 통증이 발생하리라고 예상되는 시간보다 30분에서 60분 전에 예방적인 추가 진통제를 제공하여 통증을 줄이거나 예방할 수 있다.

용량의 조절 만일 돌발 통증의 완화를 위해 요구되는 모르핀 혼합액의 사용빈도가 평상시보다 잦아지면, 지속형 모르핀의 용량을 지난 24시간 동안 가외로 요구된 모르핀의 용량에 따라 증가시켜야 한다. 밤에 통증이 더 심해지는 대상자들이나 낮 동안에 진정효과가 너무 심해지는 대상자들은 저녁에 투여하는 용량을 증가시킴으로써 보다 나은 효과를 볼 수 있다.

- **올바른 모르핀의 용량은 발생되는 부작용이 견딜만 한 것이면서, 통증을 조절할 수 있는 정도의 용량을 말하며, 개별 대상자에 따라 조절되어야 한다.**

피하주사용 모르핀(Subcutaneous Morphine)

피하적 모르핀 치료는 효과적이고 안전한데, 특히 만일 집에서 비경구적인 치료가 필요한 경우 매우 효율적이다〈표 10. 6〉. 모든 다른 경우에서는 경구적인 투약이 선호되지만 만일 경구적으로 약을 복용할 수 없거나 복용한 약을 보유할 수 없는 대상자들은 피하용 모르핀을 사용하도록 한다. 모르핀은 4시간 간격으로 주거나 피하주사용 나비바늘을 통해서 지속적인 주입(continuous infusion)을 할 수 있다. 배터리로 작동하는 휴대용 시린지 드라이버(portable battery-operated syringe driver)를 통해 이뤄지는 지속적 주입법은 혈중 농도의 불규칙적 변동을 막고 하루에 한번씩만 약물이 든 새로운 시린지로 바꿔주면 되는 장점 때문에 선호되는 방법이다. 얼마나 자주 주사바늘을 바꿔야 하는지는 바늘이 있는 자리의 국소적 염증반응이 얼마나 빨리 발생하느냐에 달렸는데 매일 바꿔야 하는 것에서부터 2~3주간 유지할 수 있는 것까지 다양하다.

〈표 10. 6〉 모르핀: 지속형 피하 주입(continuous suncutaneous infusion; CSCI)

적용증

- 경구적으로 약물을 복용할 수 없거나 복용한 약물을 보유하고 있을 수 없는 대상자들의 통증완화를 위해 사용
  - 오심과 구토
  - 연하곤란
  - 진정, 의식이 완전하지 않거나 말기 대상자

장점

- 잦은 주사의 방지
  - 대상자: 적은 통증과 멍
  - 가족: 주사를 주기 위해 교육을 받을 필요 없음
  - 간호사: 오직 하루에 한 번만 약물을 준비하면 됨
- 불규칙적인 혈중농도의 변화 방지
  - 좀 더 일괄적인 진통효과
  - 적은 부작용
- 정맥주입로가 필요 없음
- 완벽하게 휴대가능
- 집에서의 말기 대상자 간호에 적절

합병증

- 피부자극: 주사 부위를 정규적으로 바꿔야 함
- 주입 부위로부터 주사액 누출: 만일 주입량이 1~2ml/시간 미만인 경우 흔치 않음
- 훈련된 간호사가 매일 감독해야 함

초기 용량 피하 모르핀의 처음 24시간 동안 필요한 용량의 계산을 위한 지침은 〈표 10. 7〉에 있다. 그러나 이러한 전환 요소들은 오직 근사치일 뿐이지 모든 대상자에게 다 똑같다고 기대하면 안 된다. 피하용 모르핀을 시작하는 시기에 완화되지 않거나 악화되는 통증은 계산된 용량의 증가를 필요로 한다. 근육내나 피하 주사로 주는 4시간 요구량(24시간 용량의 1/6 용량)과 동일한 부하용량(loading dose)은 지속적인 피하용 모르핀의 주입을 시작할 때 주어야 한다.

〈표 10. 7〉 모르핀의 지속적인 피하 주입(continuous subcutaneous infusion; CSCI)

초기 용량

정맥내, 근육내 혹은 간헐적인 피하 모르핀을 투여받는 대상자들

동일 총 mg/24시

예 모르핀 15mg을 4시간마다 피하주사(90mg/일) → 모르핀 90mg/24시간 CSCI

경구적 모르핀(속효성 혹은 지속성)을 투여받는 대상자들

총 mg/24시의 용량을 3으로 나눔

예 12시간 지속형 모르핀 60mg(120mg/일) → 모르핀 40mg/24시 CSCI

다른 마약성 진통제를 투여받는 대상자들

경구 모르핀 mg/일로 전환하고 피하용량을 위해서 3으로 나눔

모르핀을 투여받지 않는 대상자들

대략적인 용량의 성립을 위해 간헐적인 4시간 간격 피하주사를 시작함

돌발 통증

추가적인 피하 모르핀으로 치료함

시린지 드라이버 비율(syringe driver rate) 증가

권고되지는 않지만 '추가투여' 버튼이 있는 시린지라면 이 버튼을 사용

4시간 간격 용량이나 24시간 용량의 1/6 용량의 추가적인 피하주사를 줌

돌발성 통증

돌발 통증의 치료와 같이 치료함, 만일 통증이 예상되는 상황이라면 그런 상황의 20~30분 전에 투여

용량의 조절

돌발 통증을 위해 필요로 하는 용량에 따라 조절함

돌발 통증 용량(mg/일) + 정규 용량(mg/일) → 새로운 24시간 용량

전에 모르핀을 사용한 적이 없었던 대상자들에게는 대략적인 요구량을 성립하기 위해 12시간에서 24시간 동안은 간헐적인 4시간 간격으로 주는 것이 통증을 완화시킬 수 없거나 특별한 독성의 원인이 될 수 있는 24시간 용량을 추측하여 주는 것보다 나은 치료법이다.

돌발 통증 돌발 통증은 가외의 피하용 모르핀 용량으로 치료한

다. 이는 시린지 드라이버의 비율 증가나 소량의 가외 용량의 방출이 가능하게 하는 '추가투여' 버튼을 필요에 따라 사용하거나 혹은 따로 사용할 수 있는 피하나 근육내 주사의 사용을 통해 이룰 수 있다.

돌발성 통증 돌발성 통증은 특정한 움직임이나 일어섬 같이 오직 특별한 상황에서만 생기는 통증을 이른다. 돌발성 통증은 돌발 통증의 치료와 동일한 방법으로 치료한다. 만일 돌발성 통증이 예측가능하다면, 추가적으로 그런 상황이 있기 20분이나 30분 전에 통증을 줄이거나 예방하기 위한 예방적 치료를 제공할 수 있다.

용량의 조절 만일 돌발 통증이 규칙적이거나 자주 발생하면, 이후의 24시간 용량은 다음과 같은 원칙에 의해 조절될 수 있다.

- **올바른 모르핀의 용량이란 발생되는 부작용이 견딜 만한 것이면서, 통증을 조절할 수 있는 정도의 용량을 말하며, 개별 대상자에 따라 조절되어야 한다.**

용해성과 모르핀 타르타르산염의 사용 피하주입으로 주어지는 모르핀의 용량은 약물의 용해성에 따라 제한된다. 주어지는 용액의 양은 주입 부위의 누출 위험성을 결정하는데, 보통 시간당 1~2ml의 주입 비율로 주어질 때는 이런 위험성이 흔치 않다. 더 많은 양을 장착하도록 만들어진 시스템들도 있지만, 대부분의 시린지 드라이버들은 10ml 주사기를 장착하게 되어 있다. 상업적으로 시중에 나와 있는 모르핀 황산염과 염산염의 최대 농축액이 30mg/ml 이기 때문에, 만일 대상자들이 하루 300mg 이상의 모르핀을 필요로 한다면 10ml 주사기로는 문제가 될 수 있다. 이런 상황에서는, 주사기를 12시간마다 바꿔야 하거나, 보다 용해가 잘되는 모르핀 타르타르염 물질의 사용이 필요하다. 모르핀 타르타르염은 80mg/ml의 용해성을 가지고 있고 효과에 있어서는 모르핀 황산염과 같다(80mg의 타르타르염은 78mg의 황산염과 동일하다).

다른 약물들을 모르핀 주입액에 섞기 말기 대상자 간호환경에서 지속적인 모르핀 피하주입의 사용은 다른 적절한 약물들을 모

〈표10. 8〉 CSCI를 통해 모르핀과 같이 줄 수 있는 다른 약물들과의 융화성

	융화 가능한 약물들	융화 불가능한 약물들
진토제(antiemetics)	메토클로프라마이드(Metoclopramide), 싸이클라이진(cyclizine)	프로클로르페라진 (prochlorperazine)
진정제(tranquilizers)	할로페리돌(haloperidol)	클로르프로마진 (chlorpromazine)
항경련제 (anticonvulsants)	미다졸람(midazolam), 크로나제팜(clonazepam)	페니토인(phenytoin)
진정제(sedative)	미다졸람(midazolam), 크로나제팜(clonazepam)	다이아제팜(diazepam)
콜린억제제 (anticholinergic)	하이오신 하이드로부로마이드(hyoscine hydrobromide), 하이오신 부틸부로마이드 (hyoscine butylbromide) 글라이코파이로레이트(glycopyrrolate)	

르핀 주입액에 섞는 것을 필요로 한다. 이런 상황에서 모르핀과 섞을 수 있는 다른 약물들의 목록은 〈표 10. 8〉에 있다.

다른 투약 경로들

정맥주사용 모르핀(Intravenous Morphine)

단독이나 반복적인 모르핀의 정맥주사는 심한 통증이나 급성통증 조절에 있어서 가장 효과적인 방법이다. 사용되는 용량은 대상자들이 이전에 마약성 진통제를 경험해본 정도와 효과에 따라 결정되는데, 만일 초기 용량이 통증 조절에 실패하면 15~20분 간격으로 용량을 더 줄 수 있다.

모르핀의 지속적인 정맥주사는 수술 후 단계나 이전에 화학요법을 위해 확보된 카테터와 같이 다른 이유들에 의해서 확보되어 있는 정맥주입 통로를 통해 줄 수 있다. 효과적이고 지속적인 피하주입이 이루어지고 있다는 것은 모르핀의 주입을 위해서 정맥주사를 시작할 필요가 절대 없다는 것을 의미한다. 24시간 동안의 모르핀 주입을 위한 용량의 계산은 피하주입을 위해 주는 용량과 동등하다.

정맥주입은 필요에 따라 주입펌프가 가외로 소량의 약물을 더 주사할 수 있도록 장치된 환자조절진통제(patient controlled analgesia; PCA)와 병용할 수 있다. PCA는 수술 후 통증의 조절에 효과적이나 진행성 암을 가진 대상자에게서의 역할은 성립되어 있지 않다.

근육주사용 모르핀(Intramuscular Morphine)

근육주사용 모르핀은 급성 혹은 심한 통증이 있으나 정맥주사 경로가 확보되어 있지 않은 경우에 주어진다. 그러나 근육주사용 모르핀은 지속적으로 줄 수 있는 방법이 없기 때문에 지속적인 치료를 위해서는 경구나 피하주사를 이용한 치료법을 사용해야 한다.

직장투여용 모르핀(Rectal Morphine)

어떤 나라들에서는 모르핀 좌약이 시중에 나와 있다. 흡수 속도가 느리고 그 정도가 다양할 수 있지만 권장되는 용량은 경구투약의 용량과 동일하다. 경구적 MS 콘틴 알약은 동일 제제를 직장으로 주었을 때 더 효과적이지만 흡수는 경구적으로 주는 것보다는 예측성이 적다. 이는 대상자들이 잠깐 구토를 하고 있는 동안 사용될 수 있으나 이를 제외한 다른 경우에는 권고되지 않는다.

국소용 모르핀(Topical Morphine)

모르핀의 국소적인 도포는 통증이 있는 피부 궤양이나 종양들에 의한 통증의 완화에 좋은 효과를 줄 수 있다. 모르핀 젤(morphine gel)은 인트라사이트(intrasite)나 하이드로젤(hydrogel)과 함께 만들고(1mg 모르핀과 1ml 젤을 혼합하여 만듦), 하루에 두 번씩 국소적으로 도포한다.

척추용 모르핀(Spinal Morphine)

척추용 모르핀 치료법은 심한 통증을 가지고 있는 선택된 대상자들의 통증 조절을 향상시키기 위해 사용된다. 치료의 적응증들과 진행적인 암을 가지고 생존해 있는 대상자들을 위한 최선의 투여 방법으로 정의된다.

약리 거미막하 공간 안으로 주사되거나, 경막외 주사 후 거미막하 공간 안으로의 확산되는 모르핀은 척추의 후근으로 확산되고, 마약성 수용체와의 상호작용을 통해 진통효과를 만들어 낸다. 척추내에 사용하는 모르핀의 이론적인 장점은 아래의 사항들을 포함한다.

- 아주 적은 용량의 모르핀만 사용하면 된다.
- 활동이 일어나는 부위(척추 마약성 수용체)에 가까운 부위에 약물주입이 이뤄진다.
- 적은 중추 부작용들이 있다.
- 적은 신체적 부작용들이 있다.
- 신경계 수술이나 마취성 차단 등에서 볼 수 있는 신경증적 장애가 없다.

그러나 경막외 모르핀의 주사 후 오직 10~20%만이 거미막하 공간으로 확산되고 경막외 공간으로부터의 분명한 조직의 흡수가 있다. 혈장농도는 전신 투여에 따른 혈장 농도와 같고, 예상되는 중추계와 전신적 부작용도 동일하다. 그러나 뇌척수액에서의 약물 농도는 전신 투여 시보다 훨씬 더 높으면서 보다 나은 진통 효과를 생산한다. 거미막하 공간으로 모르핀의 확산이 있을 수 있고 중추적인 부작용의 소인이 될 수 있다.

적응증 척추용 모르핀은 다음과 같은 상황에서 고려되어야 한다.

- 최고의 전신적 마약성 진통제의 치료로 조절되지 않는 통증
- 전신적 치료에 의한 견딜수 없는 부작용이 있는 경우

척추용 모르핀은 신체의 깊은 부위와 내장의 통증을 위해 가장 효과적이다. 어떤 대상자들에게서는 좋은 결과를 성취하는 경우는 있지만 신경병증성 통증에서는 덜 민감하나, 만일 국소적 마취제와 모르핀을 병합하여 경막외로 주사하는 경우 더 나은 반응을 기대할 수 있다.

금기증 척추용 모르핀은 다음과 같은 대상자들에게는 금기이다.

- 카테터가 있는 부위에 감염이 있는 경우
- 명백한 출혈 가능성이 있거나 항응고제를 복용하고 있는 경우
- 패혈증이나 명백한 패혈증의 위험을 가지고 있는 경우
- 뇌내압이 증가한 경우(거미막하 요법 시)

척추 전이는 금기가 될 필요는 없으나 종양이 있는 것으로 알려진 부위에서 멀리 카테터를 위치하게 하고 만일 종양보다 위에 있다면 더 나은 결과가 있을 수 있다.

투여 모르핀은 경막외나 거미막하 공간에 위치한 카테터를 통해서 투여된다. 경막외 모르핀은 주로 6~12시간마다 용량을 한꺼번에 주사하고 거미막하 모르핀은 지속적인 주입의 방법으로 준다. 경막외 카테터는 통증이 있는 부분에 위치하게 하고 이 방법은 눈에 띄게 추가적인 통증 조절 효과를 줄 수 있는 국소 마취제를 함

께 투여할 수 있게 하는 장점을 가진다. 거미막하 카테터는 두 번째 요추 아래로 자리하게 한다. 척추 카테터는 피하적으로 심어져 있는 저장기(reservoir)에 연결되거나 간헐적인 주사나 외적 펌핑 장치에 연결시키기 위해 피부 밖으로 나오게 할 수 있다. 척추 요법에 사용되는 모르핀은 방부제가 없는 것이어야 한다.

용량 척추 요법에 사용되는 모르핀의 용량은 투여경로와 대상자의 현재 마약성 진통제 사용에 따른다〈표 10. 9〉. 그런 후 용량은 그 효과와 독성에 따라 조절된다.

〈표 10. 9〉 척추용 모르핀: 용량

경막외(epidural: EP)
종전에 사용하던 전신적 용량의 10%(mg/24시간 피하주사)
예 모르핀 200mg/24시간 CSCI → 20mg/24시간 경막외로 지속적 주입
혹은 6시간마다 경막외로 5mg을 주사

거미막하/경막내(subarachnoid/ intrathecal: IT)
종전에 사용하던 전신적 용량의 1%(mg/ 24시간 피하주사)
예 모르핀 200mg/ 24시간 CSCI → 2mg/24시간 경막내로 지속적 주입
혹은 6시간마다 0.5mg을 주사

부작용 척추용 모르핀의 단점과 부작용은 〈표 10. 10〉에 나열되어 있다. 카테터 관련 문제들은 일반적이지는 않지만 종종 수술적 교환을 필요로 한다. 감염의 증상들이 있을 때는 카테터를 제거하고 항생제 요법을 사용해야 한다. 경막외 주사 후에 생기는 신경뿌리의 통증은 카테터의 끝부분이 신경뿌리에 근접해 있기 때문에 생기는 것이고, 코티코스테로이드를 주사하거나 자리를 다시 잡아

〈표 10. 10〉 척추 요법의 부작용

절차관련
마취, 출혈, 감염, 신경 손상
이식한 카테터(catheters), 저장소(reservoirs), 펌프(pumps)의 비용
모르핀 관련
중추성 부작용: 호흡기계 억제, 진정, 구토
신체적 부작용: 변비, 소변 보유
소양증
감각 이상, 간대성 근경련
카테터 관련
폐색: 봉쇄, 꼬임, 경막외 섬유증
이탈, 이동, 단절
감염: 뇌막염, 경막외 농양, 카테터 부위 염증, 펌프 주머니의 염증
뇌척수액 유출(거미막하)
신경뿌리 통증(경막외)

줌으로써 완화시킬 수 있다.

척추용 모르핀도 중추성 작용과 호흡중추 억제, 진정, 불쾌감, 오심과 구토이 부작용을 보인다고 보고된다. 그러나 이전에 전신적인 모르핀제를 투여받고 있던 암 대상자들에게서는 마약성 진통제를 경험한 적이 없는 대상자들에게서보다 훨씬 적은 수에게서만 이런 부작용이 보인다. 만일 이런 부작용이 심한 경우에는 소량의 날록손(naloxone) 요법이 효과적이다. 때에 따라서는 만일 척추 요법을 시작하면서 전신적인 마약성 진통제 요법을 중단한다면 호흡중추 억제의 증상 없이 신체적인 금단증상이 생길 수 있는데, 이런 이유에서 종전의 전신적 치료법은 며칠을 두고 서서히 감량해야 한다.

소변 정체와 변비를 포함하는 전신적 부작용이 생길 수 있으나 마약성 진통제를 처음 사용하는 것이 아닌 암 대상자들에게서는 일반적이지 않고 심하지도 않다.

고용량이나 고농도의 척추 모르핀은 과민감각, 감각이상 혹은 간대성 근경련을 유발할 수 있다.

지속적인 척추 요법에서는 용량의 증가를 요구하는 내성이 생긴다. 그러나 내성이 척추 요법에서가 전신적 요법에서보다 특별히 더 생긴다거나 덜 생긴다는 증거는 없고, 내성에 대한 두려움이 척추 요법을 필요로 하는 대상자들에게서 이를 중단시켜야 할 원인이 되지는 않는다.

뇌실내 모르핀(Intraventricular Morphine)

모르핀을 뇌실 안으로 투여하는 것은 난치성 통증을 가진 암 대상자들에게서 통증을 완화시키는 효과적인 방법이라고 보고되고 있다. 아직 이 상황에서의 모르핀의 역할이 정의되어야 하지만 척추강이 폐쇄를 동반하는 심한 통증을 가진 대상자와 머리와 목 혹은 가슴 윗쪽 부위에 전신적 요법에 반응하지 않는 난치성 통증을 가진 암 대상자들을 위해서는 하나의 방안으로 고려되어야 한다.

11

다른 마약성 진통제

Otheropioidanalgesics

부프레노핀(Buprenophine)

부프레노핀은 부분적 효능성을 가진 반합성 마약제로서 최대용량의 범위가 있고 특별한 상황에서는 길항제로 작용할 수도 있다〈표 11. 1〉. 연하곤란을 가지고 있는 대상자들에게는 설하 제제가 유용하다. 부프레노핀의 마약 수용체에 대한 강력한 친화력은 다른 마약성 약물들(전형적인 임상 용량에서 보여지지는 않았음)과의 상호작용을 유발할 수 있고 부프레노핀에 의한 호흡중추 억제의 치료를 위해서는 더 많은 양의 날록손이 필요하다(4mg을 2~3회 주사).

〈표 11. 1〉 부프레노핀

약리	설하, 근육대, 정맥내, 경피적으로 활성화됨 간에서 대사되고 담즙과 소변으로 배출됨 혈장 반감기 3시간
작용기간	6~9시간
적응증	중등도에서 심한 통증
부작용	다른 마약성 제제들과 비슷 호흡중추 억제 시 날록손에 잘 반응하지 않을 수 있음
약물의 상호작용	부프레노핀을 복용하고 있는 대상자들 중 : 마약성 효능약을 같이 투여하는 경우 효과가 떨어지거나 효과가 없음 효능약을 복용하고 있는 대상자들 : 부프레노핀으로 바꿀 경우 금단증상을 유발할 수 있음
용량	0.3~0.6mg의 근육주사 혹은 0.4~0.8mg의 설하 주사를 6~8시간마다
동등용량	0.3mg의 근육 주사는 모르핀 10mg의 근육내 주사와 같음 0.4mg의 설하 용량은 모르핀 30mg의 경구용량과 같음 경피용 부프레노핀의 모르핀과의 동량은 아직 성립되지 않음
조제품	0.3mg 주사, 0.2mg 설하용 알약 5, 10 그리고 20mg(7일용) 경피용 패치: 대략 5, 10 그리고 20㎍/시간씩 방출

〈표 11. 2〉 코데인

약리	경구, 피하, 근육내 사용 시 활성화됨 간에서 대사되고 소변으로 대사됨 CYP2D6가 부족한 10%의 백인에게서 비효과적임 혈장 반감기 2.5~3시간, 축적되지 않음
작용기간	4~6시간
적응증	중등도에서 심한 통증, 설사, 기침
주의	심한 간이나 신장의 기능 장애 중추신경계 억제의 다른 원인들
부작용	보통은 경미하나 질적으로는 모르핀과 유사
용량	진통: 30~60mg을 매 4~6시간 간격으로 경구 투여
동등용량	120mg 근육내 주사는 모르핀 10mg의 근육내 주사와 같음 240mg 경구적 투여는 모르핀 30mg의 경구적 투여와 같음
제조품	30mg 알약, 50mg 주사제 아스피린(aspirin)이나 파라세타몰(paracetamol)과 혼합된 제조품들이 있음

코데인(Codeine)

코데인이나 메칠모르핀(methylmorphine)은 아편의 자연적 알칼로이드이고 가장 일반적으로 사용되는 약한 마약성 약물이다〈표 11. 2〉. 코데인의 부작용은 질적으로 모르핀과 비슷하나 변비를 더 유발할 수 있는 것을 제외하고는 일반적으로는 덜 심하다. 4시간마다 투여하는 60mg을 초과하는 용량에서는 증가된 부작용들이 진통 작용의 개선보다 더 큰 비중을 차지한다.

덱스트로프로폭시펜(Dextropropoxyphene)

덱스트로프로폭시펜은 구조적으로 메타돈과 관계된 합성 마약성 효능약이다〈표 11. 3〉. 덱스트로프로폭시펜은 심각한 간이나 신장의 장애가 있는 대상자들에게서는 주의하여 사용해야 하며, 다른 약물이나 약물의 대사물인 노프로폭시펜이 축적되는 노인들에게서는 독성을 유발하는 소인이 될 수 있다. 부작용들은 질적으로 다른 마약성 약물들과 비슷하다. 소수의 대상자들에게서는 표준용량에서 현기증, 불쾌감과 혼돈 등이 발생하고 다른 약물로 바꿀 필요

〈표 11. 3〉 덱스트로프로폭시펜

약리	경구적으로 잘 흡수됨 간에서 대사되고 소변으로 배출됨 혈장 반감기 6~12시간, 노인에게서는 더 길어짐
작용기간	3~6시간, 노인에게서는 더 길어짐
적응증	경미한 통증에서 중등도의 통증
주의	분명한 간이나 신장의 기능 장애 노인
부작용	다른 마약성 진통제와 비슷하나 일반적으로는 경미함 때에 따라서는 현기증, 불쾌감, 혼돈 과량복용 시 중추신경계 억제와 간질
약물의 상호작용	CYP2D6 효소 억제 카바마제핀(carbamazepine) 독성의 유발 소인이 됨
용량	덱스트로프로폭시펜 넵실레이트 100mg 4~6시간마다 덱스트로프로폭시펜 하이드로클로라이드 65mg 4~6시간마다
조제품	덱스트로프로폭시펜 넵실레이트 100mg 캡슐(돌록센 Doloxene) 덱스프로프로폭시펜 하이드로클로라이드 32.5mg 알약 + 파라세타몰 325mg (카파덱스 capadex, 디제직 di-gesic, 파라덱스 paradex)

가 있다. 덱스트로프로폭시펜은 상업적으로 냅실레이트(napsylate) 단독이나 파라세타몰과 혼합된 염산염으로 시중에 나와 있다.

펜타닐(Fentanyl)

비경구제(Parenteral)

펜타닐은 수술과 관련된 통증을 위해 사용되는 합성 마약성 효능약이다〈표 11. 4〉. 비경구적 투여 후 짧은 작용 기간을 가지고(0.5~1시간) 통증이 동반되는 시술이나 돌발성 통증의 예방을 위해 사용할 수 있다. 모르핀에 부작용이 있는 대상자들과 비경구적 요법을 필요로 하는 대상자들에게는 지속적 정맥이나 피하 주입의 방법으로 치료할 수 있으나 후자의 경우 요구되는 용량 때문에 소량으로 용량의 제한이 있다.

〈표 11. 4〉 비경구적 펜타닐(Parenteral fentanyl)

약리	정맥내, 근육내, 피하와 척추에서 활성화됨 간에서 대사되고 소변으로 배출됨 혈장 반감기 1~2시간
작용기간	0.5~1시간(정맥내), 1~3시간(피하)
적응증	중등도에서 심한 통증 통증이 동반되는 시술, 돌발성 통증의 예방을 위해 단독용량 사용 다른 마약성 약물로 통증완화가 제대로 안 될 때 지속적 주입 가능 다른 마약성 약물에서 심한 독성이 보이는 경우 신부전
부작용	질적으로는 모르핀과 비슷
동등용량	0.1mg 정맥내 용량은 모르핀 10mg 정맥내 용량과 같음 (그러나 1시간 미만 동안 지속)

펜타닐 유사물들 알펜타닐(alfentanil), 수펜타닐(sufentanil) 그리고 레미펜타닐(remifentanil)은 보다 빠른 작용의 시작과 짧은 효과 지속기간을 가진 펜타닐의 합성된 유사물들이며, 이는 짧은 기간 동안 있는 아픈 시술 등에 유용하다. 수펜타닐은 말기 대상자 간호에서 CSCI를 통해 성공적으로 사용되고 있고, 이는 펜타닐보다 더 강력하기 때문에 훨씬 적은 용량으로 효과를 볼 수 있다.

경피제(Transdermal)

펜타닐 패치는 경피적으로 사용할 수 있고 각각의 패치는 72시간 동안 진통효과를 준다. 처음 패치를 사용한 이후 펜타닐의 혈장 농도가 서서히 증가하고 12~24시간까지는 절정에 다다르지 않기 때문에 이 시간 동안에는 다른 진통제가 필요하다. 펜타닐의 양은 대상자들에 따라 흡수되는 정도가 다양하다. 패치를 붙인 부위에 열이 가해지거나 꽉 끼는 옷 등에 의해 흡수력이 크게 증가할 수 있기 때문에 이런 것들에 대한 주의가 필수적이다. 패치를 제거하고 난 후 24시간 동안에는 피하조직 안에 있는 저장소(reservoir)에서부터 약물의 방출이 지속적으로 있을 수 있고 다른 마약성 진통제로의 변경은 점진적으로 이뤄져야 한다. 최초 용량은 이전 24시간 동안 요구되었던 경구적 모르핀이나 이에 상응하는 진통제의 용량에 따라 계산한다. 경피적 펜타닐은 안정적인 진통제를 필요로 하면서 모르핀이나 다른 마약성 진통제에는 과민성을 가진 암 대상자들에게 강력하고 효과적인 마약성 진통제이고 특히 경구적으로 약물을 복용할 수 없는 대상자들에게나 분명한 신장의 기능장애를

〈표 11. 5〉 경피적 펜타닐(Transdermal fentanyl)

약리	잘 흡수됨: 생물학적 이용 가능성 92% 작용 개시 12~24시간 이후 패치 제거 후 지속적인 작용 기간 12~24시간 작용 기간 72시간(24%의 환자들에게서는 72시간 미만)
적응증	다른 마약성 약물에 대해 허용할 수 없는 부작용이 있는 경우 경구적 진통제를 복용할 수 없거나 보유하고 있지 못할 때 신부전
금기증	빠른 진통 적정이 필요한 심한 통증 모르핀이나 다른 뮤(μ)마약성 효능약에 반응을 보이지 않는 통증
주의	질병과 관계된 열이 있는 대상자들
경고	패치를 붙인 부위에 열을 가하지 말 것 사용했던 패치는 주의하여 패기할 것
부작용	질적으로 모르핀과 유사함, 그러나 변비와 진정 작용은 덜함 피부반응
초기용량	강한 마약성 진통제를 복용하고 있는 대상자들 전 24시간 동안의 용량을 mg/일의 경구적 모르핀 용량으로 계산한 후 3으로 나누고 가장 근접한 용량의 패치를 선택(강도는 μg/ 시간) 약한 마약성 진통제를 복용중이거나 마약성 진통제를 처음 사용하는 대상자들 12~25μg/시간 용량의 패치로 시작
적정	72시간마다 반응에 따라 적정함 48~72시간에 통증이 있거나 더 높은 용량에 통증완화가 되지 않을 때는 8시간마다 패치 교환이 필요
제조품	듀로제직 패치(derogesic patches) : 2.1mg(12μg/ 시간으로 방출), 4.2mg(25μg/ 시간), 8.4mg(50μg/ 시간), 12.6mg(75μg/ 시간), 16.8mg(100μg/ 시간)

가지고 있는 대상자들에게 유용하다. 펜타닐은 동량의 모르핀에서보다 변비와 낮 동안의 진정효과를 덜 일으킨다.

〈표 11. 6〉 경구적 경점막 펜타닐 구연산염(Oral transmucosal fentanyl citrate: OTFC)

약리	생물학적 이용 가능성 50% 작용 개시 5~10분 혈장 반감기 6시간
작용기간	1~3.5시간, 고용량에서 더 길어짐
적응증	돌발 통증
부작용	비몽사몽, 현기증, 오심
용량	OTFC용량은 배경통증을 위한 마약성 진통제의 용량에 의해 예측되지는 않음
적정	1. 처음 200μg 정제를 15분 넘어서 사용하는 대상자 만일 적절한 통증완화가 안 되면 +/- 두 번째 200μg 정제 한 번 통증이 있을 때에 두 번이 넘는 투여는 자제함 2. 2~3번 정도의 통증에 대해 이 용량을 반복함 효과적인 용량은 단일 정제로 통증이 완화되는 용량 3. 만일 효과적이지 않으면, 다음 강도의 정제로 바꿈 1에서 3단계를 반복
조제품	200, 400, 600, 800, 1200과 1600μg 정제

경점막제(Transmucosal)

설하로 주어지는 주사용 펜타닐 용액은 돌발 통증의 빠른 완화를 제공한다고 보고되고 있다. 25~150μg의 용량(50μg/ml 용액에서 0.5~3ml)은 진정이나 다른 부작용 없이 5~15분 안에 통증을 완화시킨다. 설하나 비강내 경로로 투여하는 수펜타닐 역시 현저한 부작용들이 없으면서도 돌발 통증을 효과적으로 조절한다고 보고되고 있다.

경구적 경점막 펜타닐 구연산염(Oral transmucosal fentanyl citrate; OTFC) OTFC는 딱딱하고 달콤한 모형 안에 펜타닐을 함유하고 있는 '막대에 부착된 정제' 이다〈표 11. 6〉. 이는 협강 점막에 접하여 비벼서 사용한다. 이는 연구 대상자였던 대상자들의 3/4에서 돌발 통증의 치료에 안정성과 효율성을 제공했고 효능의 소실 없이 연장된 기간 동안 사용되고 있다. 1/4의 대상자들에게서는 최고 용량인 1600μg으로도 진통효과를 이루지 못하거나 허용하기 힘든 부작용을 경험하게 했다. 돌발 통증을 위한 OTFC의 효과적인 용량과 정규 진통제로 사용되고 있는 마약성 진통제의 용량 사이에는 관계가 없다. 각 대상자는 적절한 OTFC용량을 찾기 위해 개별적으로 적정이 이뤄져야 한다. OTFC 정제는 비싸다.

하이드로몰폰(Hydromorphone)

하이드로몰폰은 약리학적으로나 임상적으로 모르핀과 많은 유사성을 가진 강한 마약성 효능약이다〈표 11. 7〉. 모르핀과 비교했을 때 하이드로몰폰의 더 나은 용해성은 피하 주입을 통해 더 많은 용량의 분배를 허용한다.

하루에 한 번 투약하는 지속형 하이드로몰폰이 시중에 나와 있으며, 제조자는 경구용 모르핀의 1/5의 용량 (예 6mg/일 지속형 하이드로몰폰은 30mg/일의 경구용 모르핀과 같은 용량임)으로 전환 가능하다고 추천하고 있다.

말기 대상자의 간호 환경에서 하이드로몰폰은 CSCI로 줄 수 있다. 시린지 드라이버 안에서 하이드로몰폰과 융화성이 있는 약물들은 메토크로프라마이드(metoclopramide), 싸이클리진(cyclizine), 크로나제팜(clonazepam), 미다졸람(midazolam), 할로

〈표 11. 7〉 하이드로몰폰(Hydromorphone)

약리	경구적, 항문내, 피하, 근육내, 정맥내, 척추내 사용 시 활성화됨 간에서 대사되고 소변으로 배출됨 혈장 반감기 2~3시간
작용기간	4시간
적응증	심한 통증 모르핀에 과민증이 있는 경우
금기증	진짜로 하이드로몰폰에 과민증이 있는 경우
주의	신장의 기능장애 심각한 간 기능부전 현저한 폐질환 중추신경계 억제 노령, 쇠약
부작용	모르핀과 유사
용량	만성통증을 위한 표준용량 없음 각 개별 대상자별로 통증과 부작용에 따라 적정
동등용량	1.5mg 정맥내 용량은 모르핀 10mg 근육내 용량과 동일 7.5mg 경구 용량은 모르핀 30mg 경구용량과 동일
제조품	속효성 알약(2, 4, 8mg), 경구 용액(1mg/ml), 주사제(2, 10mg/ml) 지속형 알약(4, 8, 16, 32, 64mg) 저니스타(jurnista)

페리돌(haloperidol), 하이오신 부틸부로마이드(hyoscine butylbromide)와 하이드로부로마이드(hydrobromide), 그리고 글리이코파이로레이트(glycopyrrolate)를 포함한다.

메타돈(Methadone)

메타돈은 모르핀에 과민성이 있는 중증통증 대상자나 신경병증

〈표 11. 8〉 메타돈(Methadone)

약리	경구적, 항문내, 근육내, 정맥내, 피하 투여 시 활성화됨 생물학적 이용 가능성 경구 투여 시 80%, 그러나 개인 간의 다양성 고려가 필요 작용: 뮤 마약성 효능약, NMDA 수용체 길항제 간에서 대사되고 주로 대변을 통해 배출됨 혈장 반감기: 처음에는 15시간이나 계속 이용할 경우 2~3일
작용기간	처음에는 4~6시간이나 계속 이용할 경우 8~12시간
적응증	심한 통증 신경병증성 통증과 같이 모르핀에 잘 반응하지 않는 통증 모르핀이나 다른 마약성 진통제에 과민성이 있는 경우 신부전
주의	쇠약한 대상자, 노인 대상자, 혼돈이 있는 대상자
약물 상호작용	CYP3A4 억제제는 메타돈의 농도와 독성을 증가시킬 수 있음 예 에리스로마이신(erythromycin), 케토코나졸(ketoconazole), 시프로프록사신(ciprofloxacin), 선택적 세로토닌 재흡수 억제제들(SSRIs) CYP3A4 활성제는 메타돈의 농도와 독성을 감소시킬 수 있음 예 페니토인(phenytoin), 카바마제핀(carbamazepine), 페노바르비탈(Phenobarbital), 코티코스테로이드(corticosteroids)
부작용	모르핀과 유사 진정에 의해 누적된 독성이 예고됨
용량	종전의 치료에 따라 계산하고 효능과 독성에 따라 조절함 빈도: 처음 1~3일 간은 매 4~6시간 간격, 그리고 그 이후에는 6~12시간 간격
제조품	알약(5, 10mg), 주사제 10mg/ml

성 통증과 같이 모르핀에 잘 반응하지 않는 통증을 가진 대상자들의 통증 치료를 위해 사용되는 합성된 마약성 진통제인데, 후자의 효과는 메타돈이 NMDA 수용체의 길항제로써 역할을 하기 때문이다〈표 11. 8〉. 그러나 메타돈은 쇠약하거나 노인 대상자, 혼돈이 있는 대상자들에게는 금기이고 현저한 간이나 신장의 기능 장애가

있는 경우에도 독성의 위험성을 증가시키기 때문에 사용을 금한다. 메타돈의 부작용은 모르핀의 부작용들과 비슷한데 진정, 혼돈 그리고 약물에 의한 혼수와 함께 누적된 독성이 더해져서 생길 수 있다. 누적된 독성은 지속적인 치료를 할 때 진행적인 약물 반감기의 연장에 의하며, 치료를 시작하고 며칠 후부터는 약물의 용량과 투여빈도를 모두 줄일 필요가 있다.

종전에 마약 중독 때문에 메타돈을 복용했던 대상자들은 다른 마약성 진통제들의 진통효과를 얻는 데 있어서 불응기가 있을 수 있으나 메타돈의 용량을 증가시킨다면 암에 의한 통증 조절에 좋은 결과들을 얻을 수 있다. 마약중독이 있는 대상자의 치료를 위해 하루에 한 번씩 용량을 투여하는 것과는 달리, 통증 치료를 위한 메타돈은 6~12시간 간격으로 주어야 한다.

- **처음 투약을 시작하고 며칠 후에 투여되는 용량과 빈도를 줄이지 않는다면 진정과 약물성 혼수와 함께 누적된 독성의 원인이 된다.**

옥시코돈(Oxycodone)

옥시코돈은 반합성 마약성 진통제이다〈표 11. 9〉. 옥시코돈은 넓은 치료적 범위를 가지고 있는데 저용량은 경미하거나 중간 정도의 통증을 치료하는 데 사용되고 있고(WHO Analgesic ladder에서 2단계) 혹은 심한 통증을 위해서는 고용량을 사용한다(3단계). 이는 또한 비암성 신경병증성 통증의 치료에도 효과적인 것으로

〈표 11. 9〉 옥시코돈(Oxycodone)

약리	경구적, 항문내, 피하, 근육내, 정맥내 투여 시 활성화됨 혈장 반감기 3.5 시간 간에서 대사되고, 소변으로 배출됨: CYP2D6의 영향을 받지 않음
작용기간	4~6시간(속효성), 12시간(지속성)
적응증	경미한 통증에서 중간 정도의 통증, 그리고 심한 통증
주의	신장 기능장애
부작용	질적으로 모르핀과 유사
용량	종전의 치료에서부터 계산하고 효능과 독성에 따라 조절
동등용량	경구용이나 항문 투여용 20mg은 경구용 모르핀 30mg과 같은 용량임 피하용 10mg 옥시코돈은 피하용 10mg 모르핀과 같은 용량임
조제품	옥시코돈 하이드로크로라이드(Oxycodone hydrochloride) 속효성 캡슐(옥시놈 oxynorm) 5, 10, 20mg(4~6시간마다) 속효성 경구 용액(옥시놈 oxynorm) 1mg/ml 속효성 알약(엔돈 endone) 5mg 속효성 주사제(옥시놈 oxynorm) 10mg/ml 지속성 알약(옥시콘틴 oxycontin) 5, 10, 15, 20, 30, 40, 80mg(12시간마다) 옥시코돈 펙티네이트(Oxycodone pectinate) 좌약 (프로라돈 proladone) 30mg(6~12시간마다)

보이고 있으나, 암으로 인한 신경병증성 통증에서의 옥시코돈의 역할은 여전히 정의되어야 할 부분으로 남아 있다. 옥시코돈은 모르핀과 비교하여 중추신경계 부작용이 덜 나타나지만 보편적인 부작용들은 모르핀과 유사하다. 지속성 옥시코돈 제조품은 1시간 이내에 작용이 시작된다. 지속성 알약은 절대 부러뜨리거나 씹거나 부수지 말고 알약 통째로 삼켜야 한다.

시중에 나온 옥시코돈 주사제는 대상자들이 더 이상 경구적으로 약을 복용할 수 없는 상황이 되더라도 같은 약을 지속적으로 투여

받을 수 있게 했다. 말기 대상자 간호시설에서, 옥시코돈은 CSCI에 의해 줄 수 있다. 시린지 드라이버 안에서 옥시코돈과 같이 사용할 수 있는 약물들은 메토크로프로마이드, 싸이크리진, 미다졸람, 할로페리돌 그리고 하이오신 부틸부로마이드와 하이드로브로마이드가 있다.

펜타조신(Pentazocine)

펜타조신은 효능약과 길항제가 섞여 있는 마약성 약물이다. 주사제로 사용할 경우 매우 빠른 효과를 볼 수 있고 경구적으로 주었을 때는 느린 작용과 적은 효능을 가지기 때문에 이는 약한 마약성 진통제로 고려되어야 한다. 정신이상적 환각을 일으키는 물질의 효과가 약 10% 정도의 대상자들에게서 발생할 수 있다. 모르핀이나 다른 효능약을 복용하는 대상자들에게 펜타조신을 투여할 경우 금단 증상을 촉진시킬 수 있다.

- **펜타조신은 만성적으로 암과 관련된 통증을 가진 대상자를 위해서는 사용하지 말아야 하는데 이는 정신이상적 환각 부작용의 가능성을 증가시키고 마약성 효능약들과 같이 약물의 상호작용을 일으킬 수 있기 때문이다.**

페치딘(Pethidine)

페치딘은 심한 급성 통증의 치료를 위해 사용되는 합성된 마약성 약물이다. 페치딘은 중추신경계 독성과 관련하여 치료적 최고 용량이 정해져 있고 따라서 암과 관련된 만성 통증의 관리에 사용해서는 안 된다. 고용량이나 페치딘 용량을 자주 사용하는 대상자들에게서는 노페치딘(norpethidine)의 축적이 발생하고 현저한 신장의 기능장애가 있는 대상자들에게서는 흥분, 경련, 간대성 근경련과 간질를 유발하는 중추신경계 자극의 원인이 된다. 축동과 간질은 날록손에 반응하지 않고 벤조다이아제핀(benzodiazepines)과 항경련제 (anticonvulsants)로 치료해야 한다.

- **고용량의 페치딘을 투여하거나 신장의 기능장애를 가지고 있는 경우 중추신경계의 자극과 간질을 유발하고, 암으로 인한 만성통증의 치료에 사용되어서는 안 된다.**

트라마돌(Tramadol)

트라마돌은 하행 억제성 관문을 활성화할 수 있는 노르아드레날린(noradrenalin)과 세로토닌(serotonin)의 연접 이전에서의 흡수를 억제하기도 하는 약한 마약성 효능약이다〈표 11. 16〉. 트라마돌은 마오제제(monoamine oxidase inhibitor; MAOIs)나 세로토닌성 효과를 가진 약물을 복용하는 대상자들에게서는 금기이다. 중간 정도의 통증에서 심한 통증을 치료함에 있어 트라마돌을 모르핀과 비교하면, 트라마돌은 효과적인 진통제이고 오심과 변비 발생의 부작용은 덜 하다. 그러나 진정의 발생은 모르핀에서와 같은 것으로 보고되었고, 혼돈과 환각을 포함하는 신경정신적 증상들이

〈표 11. 10〉 트라마돌(Tramadol)

약리	경구적, 항문내, 피하, 근육내, 정맥내 투여 시 활성화됨 작용: 마약성 효능약, 모노아민 재흡수 억제 혈장 반감기 6시간 간에서 대사되고 소변으로 배출됨
작용기간	4~6시간
적응증	경미한 통증에서 중간 정도 통증
금기	마오제제 (MAOIs) 세로토닌성 약물들 (예 선택적 세로토닌 재흡수 억제제들 SSRIs, 벤라팍신(venlafaxine), 미트라제핀(mitrazapine))
주의	심한 신장 혹은 간의 기능부전 간질, 간질 발생을 줄이는 약물들 (예 트리클로아세틱 산 TCAs, 선택적 세로토닌 재흡수 억제제들 SSRIs) TCAs, SSRIs: 세로토닌 증상의 위험요인
부작용	다른 마약성 제제들과 비슷하나 일반적으로 경미함 변비가 덜 생김 현기증, 체위성 저혈압 일반적이지 않은 신경정신과적 반응과 세로토닌 증상
용량	50~100mg을 매 4~6시간 간격 혹은 100~200mg 지속형을 12시간마다 경구적으로
동등용량	100mg 근육내 용량은 모르핀 10mg 근육내 용량과 동일 300mg 경구 용량은 모르핀 30mg 경구용량과 동일
제조품	속효성 캡슐 50mg, 경구 점적용 지속성 알약 50, 100, 150 그리고 200mg 주사제 100mg

발생할 수 있다. 트라마돌의 사용에서 세로토닌 증상 또한 보고되었는데 특히 선택적 세로토닌 재흡수 억제제들(SSRIs)을 복용하고 있는 대상자들에게 트라마돌을 처방한 경우에 이 증상들이 더 두드러진다.

12

보존적 요법으로 쓰이는 진통제들

Adjuvant analgesics

코티코스테로이드(Corticosteroids)

신경병증성 통증을 위한 약물(Drugs for neuropathic pain)

향정신성 약물(Psychotropic drugs)

근육 이완제(Muscle relaxants)

뼈 통증을 위한 약물(Drugs for bone pain)

항생제(Antibiotics)

보존적 진통제나 부가적 진통제들은 약리학적으로 봤을 때 진짜 진통제는 아니지만 단독적으로 사용되거나 다른 진통제들과 같이 사용했을 때 통증을 완화시키는 데 기여할 수 있다. 이들은 진통제의 용량을 줄여서 사용하게 할 수 있고 그렇기 때문에 모든 종류의 암에 의한 통증의 치료에 사용할 것을 고려해야 한다. 이들은 특히, 신경병증성 통증과 같이 마약성 진통제가 잘 듣지 않는 통증을 위해 사용된다.

코티코스테로이드(Corticosteroids)

작용 코티코스테로이드는 염증의 감소와 함께 프로스타글란딘의 생산과 종양 침전과 관련된 부종을 억제한다. 이들은 또한 중추작용을 가지고 있는데 감정과 식욕에 나타나는 효과들이 이를 증명한다. 림프세포증식질환을 가지고 있는 대상자들과 소수의 유방암이나 전립선암을 가지고 있는 대상자들에게서는 항암 효과까지도 가지고 있다.

적응증 진통제로서의 코티코스테로이드의 적응증들은 〈표 12. 1〉에 나열되어 있다. 이들은 특히 암의 신경학적 합병증과 관련된 통증에 유용하다.

금기증 코티코스테로이드 요법을 사용하는 데 있어서 엄밀한 금기증은 없으나 부작용들이 생김으로 인해서 종종 용량의 제한을 준다.

〈표 12. 1〉 보존적 진통제로서 코티코스테로이드의 적응증

신경학적	뇌내압이 상승한 경우 척추 압박이 있는 경우 신경 압박이나 침윤이 있는 경우
뼈로의 전이	
피막 신축	간 전이, 다른 장기의 전이들
연조직 침윤	머리나 목의 종양들, 배와 골반의 종양들
혈관폐쇄	대정맥 폐쇄, 림프성 부종
관절로의 전이(관절내의 주사)	
이급후증(직장 좌약이나 관장)	
림프세포증식질환의 효과	

조제품 흔히 사용하는 코티코스테로이드 조제품들은 프레드니졸론(prednisolone), 덱사메타손(dexamethasone) 그리고 하이드로코티손(hydrocortisone)이 있다〈표 12. 2〉.

조제품의 선택 만일 비경구적인 요법이 필요하면 덱사메타손이 하이드로코티손보다 싸고 미네랄로코티코이드 효과를 덜 가지고 있다. 또한 만일 지속적인 경구용법, 특히 중간에서 고용량이 필요할 것으로 예상되면 덱사메타손이 미네랄로코티코이드 효과가 거의 없기 때문에 프레드니졸론보다 선호된다.

〈표 12. 2〉 코티코스테로이드 조제품

	하이드로코티손	프레드니졸론	덱사메타손
대략적인 동등용량 (글루코코티코이드 효과)	100mg	25mg	4mg
미네랄로코티코이드 효과	++	+	없음

용량 급성 신경학적 문제들은 척추 압박과 두개내압의 상승을 포함하며, 덱사메타손 16~24mg/일로 치료하고 이 용량은 임상적인 목적이 이루어지면 가능한 빨리 감량 후 투여를 중단해야 한다.

다른 적응증들에서는 2~4mg/일이나 프레드니졸론 15~30mg/일로 투여하는 것이 가장 효과적이나 치료 효과를 놓치지 않기 위해서 고용량으로 시작할 수 있고 그 이후에 용량 감량 후 투여를 중단해야 한다.

대상자가 코티코스테로이드를 삼킬 수 있는 능력을 잃는 시점이 되더라도 지속적인 치료가 유지되어야 하기 때문에 이에 대한 고려가 이뤄져야 한다. 덱사메타손은 방안 온도가 아닌 체온에 맞춘 피하주입을 위해서 모르핀과 혼합될 수 있으나 어떤이들은 덱사메타손이 따로 주입되어야 한다고 권고하기도 한다.

부작용 코티코스테로이드의 부작용〈표 12. 3〉은 사용하는 용량과 치료기간과 관계가 있다. 암 대상자들에게 있어서 이런 부작용들의 임상적 중요성은 그들이 앞으로 남은 수명에 따른다.

몇 주 이상 코티코스테로이드를 복용하고 있는 대상자들에게는 어느 정도의 쿠싱증후군형 얼굴과 체형이 생기게 되는데, 이는 복용하는 용량에 따른다. 구강인두 칸디다증 또한 잘 생긴다. 소화불량도 잘 생기는 부작용 중에 하나인데 특히 아스피린이나 NSAID를 같이 복용하고 있는 대상자들에게서 잘 생기고 H^2 수용체 길항제인 제산제나 프로톤 펌프 억제제(proton pump inhibitor)를 치료

〈표 12. 3〉 코티코스테로이드의 부작용

전신적	달덩이 얼굴(쿠싱증후군에서 보는 것과 같음), 남성형 털과다증 체형: 몸통 비만, 내견갑부위 육봉
위장관계	위 미란, 궤양, 출혈, 식욕증가, 체중증가
대사	고혈당, 당뇨, 염분과 체액 보유, 저칼륨혈증과 근육 쇠약, 부신저하증(갑작스런 투여중지 시)
심혈관계	부종, 고혈압, 색전증
근골격계	근력 증가, 몸쪽 근병증, 관절통(용량 감소 시) 골다공증, 무균성 괴사
감염	감염의 경향, 구강 칸디다증, 여드름성 발진
정신과적	안녕감 증진, 다행감 정서적 불안정, 흥분, 불안감, 경조증 우울, 스테로이드성 정신병
피부계	상처 치유 장애, 피부 위축과 엷어짐 쉽게 멍듦, 자반병, 줄무늬
안과계	백내장
혈액계	호중구증가증, 림프구감소증

제로 고려해볼 수 있다. 대부분 일시적이긴 하지만 근력의 향상이 있을 수 있다. 코티코스테로이드의 장기적인 복용은 몸쪽의 근병증과 허약을 유발할 수 있다. 또한 당뇨를 생기게 하거나 악화시킬 수 있으며 이때는 치료가 필요하며 고용량을 사용할 경우 체액의 정체와 부종이 생길 수 있다. 급작스런 스테로이드의 투약 중지는 부신저하증이 생기게 하고 어떤 대상자들은 심각한 관절통증을 겪게 한다.

코티코스테로이드의 신경정신과적인 부작용들은 다양한데 비록 많은 대상자들이 불면증을 경험하긴 하지만 높은 빈도에서 증진된

안녕감을 볼 수 있다. 덜 자주 있기는 하나, 대상자들에게 가성 정신병과 같은 더 심각한 부작용이 발생하기도 한다.

신경병증성 통증을 위한 약물 (Drugs for neuropathic pain)

항경련제(Anticonvulsants)

적응증 신경병증성 통증

작용 카바마제핀(carbamazepine)과 소듐발프로에이트(sodium valproate)는 과거에 신경병증성 통증의 치료를 위해 자주 사용되었다. 새로운 약물인 옥스카바제핀(oxcarbazepine)은 카바마제핀(carbamazepine) 유사물이고 가바펜틴(gabapentin)은 보다 나은 부작용 요소를 가지고 있다. 용량은 항경련제 치료가 반응이 생기거나 독성이 발생할 때까지 지속적으로 증가된다. 혈청농도의 확인이 가능하고 만일 농도가 항경련제 치료를 위한 치료적 범위 안에 있음에도 불구하고 반응이 없다면 약물의 투여는 중지되어야 한다. 약물들 사이에는 고려해볼 만한 교차 저항의 부족이 있는데 때에 따라서는 2차 항경련제를 이용한 경우 성공적인 치료를 할 수 있다.

부작용 다른 항경련제들의 부작용들은 비슷한데 위의 과민성(오심과 구토), 진정, 운동실조증, 현기증과 혼돈이 가장 보편적이다. 카바마제핀은 또한 백혈구 감소증을 일으킬 수 있기 때문에 정기적인 백혈구 수치의 확인이 필요하다.

항우울제(Antidepressants)

적응증 신경병증성 통증과 일반적인 통증은 불면증이나 우울증에 의해 대상자를 더 힘들게 할 수 있다.

작용 항우울제는 중추신경계 안에서 세로토닌(serotonin)과 노르아드레날린(noradrenalin)의 전연접부 재흡수를 차단하고 하행 억제 통로의 작용을 촉진시킨다. 삼환계 항우울제(the tricyclic antidepressants; TCAs, **예** 아미트립틸린(amitriptyline), 세로토닌 노르아드레날린 재흡수 억제제(the serotonin noradrenalin reuptake inhibitors; SNRIs, **예** 벤라팍신(venlafaxine), 그리고 노르아드레날린성과 특별 세로토닌성 항우울제(the noradrenergic and specific serotoninergic antidepressants; NSSAs, **예** 미트라제핀(mitrazepine))는 선택적인 세로토닌 재흡수 억제제(selective serotonin reuptake inhibitors; SSRIs, **예** 프루옥세틴(fluoxetine), 파록세틴(paroxetine))가 세로토닌에만 작용하는 동안 양 모노아민 시스템에 작용한다. 세로토닌과 모노아민 시스템에 작용하는 약물들은 모두 진통제로서 매우 효과적이다.

약물들 삼환계 항우울제의 진통효과는 보통 우울증을 치료하기 위해 필요한 용량(아미트립틸린(amitriptyline) 50~100mg/일)보다 적은 양에서도 볼 수 있다. 진통효과는 보다 빨리 나타나고(5일 이내에 반응이 보여야 함), 우울증의 양상도 보이지 않는다고 기록되고 있다. 삼환계 항우울제들(아미트립틸린(amitriptyline), 이미프라민(imipramine) 혹은 도세핀(doxepin))은 10~25mg 자기전 용량으로 시작하고 50~100mg까지 증가시키지만, 만일 약물의 효과가 일주일 안에 나타나지 않는다면 약물은 중단해야 한다. 각기 다른 약물들에 대한 개별 대상자 반응의 다양성이 고려되어야 하고, 때로는 2차 항우울제를 시험적으로 사용함으로써 효과를 볼 수 있다. 삼환계 항우울제는 새로운 항우울제들보다 신경병증성 통증의 완화에 더 효과적이나 2배의 부작용 발생률을 가지고 있다.

부작용 신경병증성 통증 치료를 위한 저용량의 사용에서는 진정, 항콜린성 효과들과 체위성 저혈압 같은 삼환계 항우울제의 부작용들이 보통은 경미하나 진행성 암을 가진 대상자들에게서는 견디기 힘든 정도의 부작용일 수 있다.

국소 마취제(Local anesthetics)

적응증 다른 치료요법으로 잘 치료되지 않는 신경병증성 통증의 치료에 사용한다.

작용 아마도 뉴론의 막을 안정시킴으로써 진통작용을 하는 것으로 보인다.

약물 리그노케인(lignocaine) 주입(2~5mg/kg를 30분 동안 정맥 주입)은 신경병증성 통증을 완화시킨다고 보고되고 있고 멕실레틴(mexiletine)에 대해 반응을 보일것인지에 대해 예측하기 위해서도 사용될 수 있다. 진행성 암과 난치성의 통증이 있는 대상자에게서는 CSCI를 통해서도 멕실레틴이 사용되고 있다.

멕실레틴은 선호되고 있는 경구용 국소적 마취제형 약물인데, 플레카이나이드(flecainide)와 토케이나이드(tocainide)는 심장과 혈액계의 독성과 관계가 있는 것으로 여겨지고 있다. 멕실레틴은 150mg/일의 용량으로 시작하고 같은 용량으로 며칠마다 한 번씩 증가시켜 최고용량인 750mg/일까지 올릴 수 있다. 멕실레틴은 허혈성 심질환과 심부정맥을 가지고 있는 대상자들에게서는 특별한 주의를 가지고 사용하여야 한다.

부작용 멕실레틴의 부작용들은 현기증, 진정, 경련과 서 있을 때의 불안정한 자세 등을 포함하고 약물을 음식과 같이 복용한다면 오심과 소화불량은 줄일 수 있다.

NMDA 수용체 길항제

적응증 난치성 신경병증성 통증이나 다른 마약성 진통제에 잘 듣지 않는 통증을 위해 사용한다.

작용 척추에 있는 NMDA(N-methyl D-aspartate) 수용체는 후각 세포의 감작을 일으키는 구심성 수용기에서의 지속적인 자극에 의해 활성화되고, 영구적인 통증 감각의 원인이 되고 마약성 진통제에 대한 민감성을 감소시킨다. 이 메커니즘은 마약의 내성을 내제하게 하고 신경병증성 통증의 마약성 진통제에 대한 둔감증과 관계가 있는것으로 믿어진다. 케타민, 덱스트로메솔판 그리고 메타돈을 포함하는 NMDA수용체 길항제들은 이 과정을 억제한다. 마그네슘 농도의 감소는 NMDA활성화의 소인이 되고, 마그네슘의 정맥내 투여는 난치성 신경병증성 통증을 완화시키는 것으로 보고되고 있다.

케타민(Ketamine) 케타민은 단기간의 외과적 처치를 위해 사용하는 해리성 마취제이다〈표 12. 4〉. 약한 마약성 진통제로 사용하기 위한 용량은 난치성 신경병증성 통증이나 다른 마약성 진통제에 잘 듣지 않는 안성 통증이 완화를 위한 마약성 진통제의 효과를 향상시킨다고 보고되고 있다. 케타민은 경구적으로, 정맥내로 혹은 3~5일 간의 피하적 집중치료(burst therapy)요법으로 투여될 수 있다. 환각성 효과들은 일반적이고 벤조다이아제핀이나 할로페리돌을 같이 투여함으로써 치료하거나 예방할 수 있다.

덱스트로메트로판(Dextromethorphan) 진해제인 덱스트로메트로판은 또한 NMDA 수용체 길항제로 작용하나, 암과 관련된 신경병증성 통증의 치료를 위한 그 역할은 여전히 확실히 되어야 한

〈표 12. 4〉 케타민(Ketamine)

작용	마취제, 진통제
기전	NMDA 수용체 길항제(약한 마취제로서의 용량)
약리	경구적, 정맥내, 피하내, 척추내 투여 시 활성화됨 혈장 반감기 3시간 혈장 반감기 활성화 대사산물(노케타민 norketamine) 12시간 경구적 용량은 더 높은 노케타민 농도를 만들어 냄
적응증	난치성 신경병증성 통증이나 다른 마약성 진통제에 잘 반응하지 않는 통증
주의	고혈압, 심부전, 심혈관계 질환
용량	보고된 용량은 매우 다양함 경구: 25mg을 6시간마다, 25~50mg/일의 용량으로 증량 CSCI: 0.1~0.5mg/kg/시간; 100~200mg/일, 50~100mg/일의 용량으로 증량
부작용	• 신경계 진정제, 졸음, 악몽, 환각, 불안, 섬망 • 심맥관계 고혈압, 빈맥 • 위장관계 오심, 구토, 식욕감퇴

다. 모르핀과 덱스트로메트로판을 1대 1로 병합하여 사용한 해외에서의 실험에서는 좋은 결과가 있었다고 보고되고 있다.

메타돈(Methadone) 메타돈은 일부 신경병증성 통증을 가진 암 대상자에게 효과적이다. 메타돈은 마약성 진통제 효능약과 NMDA 수용체 길항제로 작용한다.

신경병증성 통증을 위한 다른 약물

크로니딘(Clonidine) 알파 2 아드레날린 효능약(alpha- 2 adrenergic agonist)인 크로니딘은 몇몇 비암성 신경병증성 통증에 효과적이다. 다른 방법으로 잘 치료되지 않는 신경병증성 통증을 가진 대상자들은 실험적으로 크로니딘(0.1mg/일 경구투여)을 줄 수 있고, 서서히 증가시켜 최대량인 0.3mg/일까지 증가시킬 수 있다. 저혈압이나 진정 등의 부작용이 용량을 한정지어야 하는 경우들을 자주 만든다. 경막하로 투여하는 크로니딘은 암 환자들 중 신경병증성 통증을 가진 대상자들에게 효과적인 것으로 보여지고 있다.

바크로펜(Baclofen) 감마아미노부틸산(gamma-aminobutyric acid; GABA) 효능약인 바클로펜은 삼차신경통의 치료에서 효과적이고 신경병증성 통증의 칼로 베는 듯한 유형의 통증이 있는 대상자들에게도 도움이 될 수 있다. 일반적인 용량은 5mg을 매 8시간 간격으로 주는 것이고 최대용량인 100mg/일까지 발현되는 효능에 따라 용량을 조절할 수 있다. 진정과 위장관계 장애와 같은 부작용들 때문에 용량의 제한이 오는 경우가 자주 있다. 암 대상자들을 위한 바크로펜의 사용에 대한 실험은 아직 없다. 바크로펜의 금단증상 예방을 위해서는 약물을 서서히 준단해야 한다.

니페디핀(Nifedipine) 칼슘채널 길항제인 니페디핀은 교감신경형 통증을 가진 일부 대상자들의 통증 완화에 도움이 된다고 보고되고 있다. 일반적인 용량은 하루 20mg을 두 번씩 복용하는 것이고 부작용으로는 부종, 홍조와 체위성 저혈압이 있다.

캡사이신(Capsaicin) 도포용 캡사이신은 대상포진 후 신경통이 있는 일부 대상자들에게 효과적이고 수술 후 신경병증성 통증이 있는 암 환자들에게도 효과가 있는 것으로 보인다. 캡사이신은 치료된 부분에 있는 뉴런에서 방출되는 신경전달물질인 P물질의 감소 원인이 되는 것으로 여겨지고 있고 결국 이는 척추 후각에서 적은 통각수용체성 자극을 유발한다. 캡사이신 크림은 하루에 최소한 3~4회 정도는 도포해야 하고 처음에는 일시적인 따끔거림이나 화끈거림이 있을 수 있다.

옥시코돈(Oxycodone) 옥시코돈은 일부 비암성 신경병증성 통증에 효과적이다. 암과 관련된 신경병증성 통증의 치료에 있어서 옥시코돈의 역할과 옥시코돈이 동등 마약성 효능약의 효과보다 더 효과적인지 덜 효과적인지에 대해서는 아직도 분명한 규정이 필요한 상태이다.

향정신성 약물(Psychotropic drugs)

신경이완제(Neuroleptics)

클로르프로마진(chlorpromazine)과 할로페리돌(haloperidol) 같은 신경이완제들은 진통작용이 없으나 불안을 감소시키고 밤 동안의 진정효과를 향상시킴으로써 통증이 있는 대상자의 치료에 도움이 된다. 그러나 섬망이나 오심을 치료하기 위해 이런 약물들을 사용하라는 특별한 지시가 있기 전까지는 항콜린성 효과와 추체외로 부작용이 없는 벤조다이아제핀(benzodiazepine)을 사용하여 똑같은 효능을 얻을 수 있다.

항불안제(Anxiolytic drugs)

벤조다이아제핀(Benzodiazepines) 벤조다이아제핀 계열 약물들은 단독적으로는 진통효과가 없으나 항불안 효과 때문에 통증이 있는 대상자들의 통증을 치료하는 데 도움이 된다. 다이아제팜(diazepam)은 근경련이나 급성 근골격계 통증이 있는 대상자들을 위해 특히 더 많이 쓰이는 약물이다. 부작용으로는 졸음, 쇠약과 체위성 저혈압 등이 있다.

항히스타민(Antihistamines) 히드록시진(hydroxyzine)은 마약성진통제의 효과를 증진시키는 약물로 보고되고 있는데, 이는 아마도 약물 고유의 진통작용보다 진정 항불안 작용 때문인 것으로 보인다.

정신자극제(psychostimulants)

코카인(Cocaine) 통제된 연구들에서는 코카인을 모르핀과 같이 투여했을 때 어떤 추가적인 진통효과는 없는 것으로 보이고 있다. 노인 대상자들이나 쇠약한 대상자들에게서는 코카인이 흥분과 혼돈이 원인이 될 수 있다.

메칠페니데이트(Methylphenidate) 메칠페니데이트 혹은 리탈린(Ritalin)으로 불리는 이 약물은 단독적인 진통효과는 없다. 마약성 진통제에 의해 생긴 심한 진정효과의 중화를 위해 사용될 수 있으나, 메칠페니데이트에 대한 내성과 의존성이 발생할 수 있고 이 경우 용량의 증가가 필요하다. 노인 대상자들에게서는 불쾌한 부작용들이 생길 수 있는 소인이 된다.

대마초제제(Cannabinoids) 암 대상자들을 상대로 한 통제된 연구들에서 테트라하이드로캐너비놀(tetrahydrocannabinol; THC)은 용량에 따라 진통효과를 만들어내나 조절할 수 없는 진정과 인지장애가 동반된다. 대마초 유사나비론은 마약성 수용체들에 의해서 전달되지 않는다.

근이완제(Muscle relaxants)

근골격계(Skeletal muscle) 근경련에 의한 통증은 국소적 방법과 물리치료에 대해 반응할 수 있다. 보통은 벤조다이아제핀을 이용한 치료가 문제가 될 정도의 진정을 유발하지만 경련을 완화시키는 작용을 한다. 비다이아제핀계 근골격계 이완제들(non-benzodiazepine skeletal muscle relaxants)은 비슷하게 쇠약과 진정을 유발한다. 척추 단위에서 작용을 하는 바클로펜은 저용량(5mg 1일 3회)에서 시작하고 조심스럽게 최고용량인 100mg/일의 용량까지 증량한다. 이 약물들은 금단 증상과 간질을 막기 위해 천천히 용량을 줄인 후 투약을 중지할 필요가 있다. 근육에 직접적으로 작용하는 덴트롤렌(dantrolene)은 25mg/일로 시작하고 최대용량인 400mg/일까지 효과에 따라 용량을 조절해야 한다. 덴트롤렌은 간독성이 있기 때문에 정기적인 간기능 검사가 필요하다.

평활근(Smooth muscle) 칼슘채널 차단제인 니페디핀은 직장 이급후증성 통증의 치료와 식도 경련에 의한 통증에 효과적인 것으로 보고되고 있다.

뼈 통증을 위한 약물(Drugs for bone pain)

비스포스포네이트(Bisphosphonates) 비스포스포네이트 화합물들은 뼈의 재흡수를 억제하는 파이로인산염(pyrophosphate)의 화학적 유사물들이다. 이런 약물들은 암과 관련된 고칼슘혈증의 치료에 효과적이고 통증과 뼈 전이가 있는 대상자들의 골격계 문제들을 줄이는 것으로 보이고 있다. 이 약물들은 또한 골파괴 작용을 억제하고 무기질 용해를 차단함으로써 작용한다. 좀 더 최근에 소개된 나이트로겐을 함유하고 있는 비스포스포네이트(파미드로네이트(pamidronate)와 졸레드로닉 산(zoledronic acid))는 에티드로네이트(etidronate)와 크로드로네이트(clodronate)와 같은 비나이트로겐 함유 합성물(non-nitrogen-containing compounds)보다 더 효능이 좋다. 비스포스포네이트 치료법에 대한 체계적인 비평들(systemic reviews)은 여러 번 발생한 뼈질환과 관련된 통증의 향상이 있음을 나타내고 있지만, 즉각적인 진통제로써의 비스포스포네이트의 사용은 권고되고 있지 않다.

방사성 동위원소(Radioisotopes) 골친화성 동위원소의 체계적 투여는 뼈전이와 관련된 통증의 조절에 효과적이다. 스트론티움(strontium)과 사마리움(samarium)을 포함한 다양한 동위원소들이 이용되어 왔다. 동위원소들은 뼈스캔에서 증가된 흡수에 의해 증명되는 것처럼 골모세포성 작용을 가진 전이에 우선적으로 자리를 잡고 전립선이나 일부 유방암에서 보이는 것과 같이 X-ray 상에서 경화성 변화를 동반하면서 현저하게 골모세포 작용이 증가된 전이에서 더 많은 활동성을 갖는다.

적은 비율의 대상자들에게서는 완전한 통증 완화가, 80% 정도의 대상자들에서는 향상된 통증 조절이 보고되었다. 보통은 치료 시작 2~3주 후부터 반응이 나타나고 3~6개월까지 효과가 지속된다. 국소적 방사선 요법과 비교해볼 때, 방사선 동위원소들은 치료 후 약 4개월 동안 새로운 통증 부위의 숫자를 감소시킨다. 전이된 범위가 덜한 대상자들에게서 최고의 결과를 보이는데, 이는 방사선 동위원소의 치료는 초반부에 고려되어야 함을 제안하는 것이고, 일반적으로 재치료에 대한 반응은 처음 치료에 대한 반응보다 안 좋다.

방사선 동위원소 치료는 효과적이고 주요 부작용은 골수 억제인데 보통은 경미하고 임상적으로 특이하지 않다. 방사선 동위원소 요법의 단점은 비싼 가격이다.

항생제(Antibiotics)

연조직염, 점막염 그리고 진균양 발육종양의 통증은 보통 2차적 감염과 동반된다. 적절한 항생제와 진균제의 사용은 통증 조절을 향상시킨다.

13

마취, 신경박리, 신경 외과적 시술

Anaesthetic,neurolyticandneurosurgicalprocedures

통증이 통증을 유발하는 원인들에서 중추신경계로 전달되는 것이므로 신경차단과 신경외과적 시술들을 포함하는 신경계의 차단은 통증을 차단하거나 통증의 느낌을 조작하는 데 사용될 수 있다 〈표 13. 1〉. 신경계의 차단은 잘 국소화된 통증의 치료에 가장 적절하고 신경병증성 통증보다 신체 혹은 장기통증에 더 효과적이다. 모르핀과 보조적 진통제의 광범위한 사용과 새로이 고안된 척추내의 마약성진통제의 사용은 많은 시술들, 특히 신경외과적 수술의 필요성을 급감시켰다.

〈표 13. 1〉 마취, 신경박리 그리고 신경외과적 시술

마취의 국소적 침착
- 통증이 있는 뼈 전이
- 근건막 통증 : 요인점에의 주사(trigger point injection)
- 신경종

말초신경 차단
- 척추신경
- 자율신경

척추내 신경 차단
- 국소 마취

신경외과적 시술

국소마취제(Local anaesthetic agents) 국소마취는 통증 부위의 국소적 침착에 신경박리 시술과 경막외 척추 차단을 시행하기 전에 진단과 예측적인 신경차단을 위해 사용된다. 가장 보편적으로 사용되는 두 가지 약물은 리그노케인(lignocaine)과 부피바카인(bupivacaine)이다. 부피바카인(8~12시간)은 리그노케인(1~2 시간)보다 더 긴 작용기간을 가지고 있다. 효과를 볼 수 있는 최저용

〈표 13. 2〉 국소마취제의 부작용

알레르기, 과민반응(희소)

전신적 독성

- 심장 전도 장애를 가진 대상자들에게서 정상적인 혈장 농도
  ; 서맥의 악화, 심장 블럭
- 고용량, 부주의한 정맥내 주사와 장애가 있는 대사 배출에 따른 혈장 농도의 상승
  ; 신경계(심각한 상태 후에 따르는 중추신경계 억압에 의한 중추신경계 흥분)
  ; 심맥관계(저혈압, 서맥, 심맥관계 허탈)

척추 독성

- 계획된 경막외나 거미막하 주사 후
  ; 저혈압과 서맥
  ; 만일 방부제가 없는 제품이 아닌 경우 화학적 뇌수막염
- 많은 용량이나 경막외 용량의 부주의한 거미막하 주사 후
  ; 척추 마비
  ; 저혈압, 심맥관계 허탈, 중추신경계와 호흡기계 억제

아드레날린의 독성

- 심계항진, 빈맥, 발한

량이 사용되어야 한다. 부작용은 일차적으로 신경계와 심맥관계에서 나타난다〈표 13. 2〉. 화학성 뇌수막염의 예방을 위해 방부제가 없는 제품이 사용되어야 한다.

신경파괴 약품들과 도구들(Neurolytic agents and instruments) 치료적인 신경차단제들은 알코올이나 페놀을 신경을 동결시키는 저온탐침을 이용하여 신경 안이나 주위에 주사하거나, 레이저나 고주파 기기를 이용한 저온 응고 방법 등을 통해서 시행할 수 있다. 슈반세포관 주위의 기저층의 존속은 신경섬유가 재생성되도록 하고 신경종의 형성을 억제시키지만 이러한 모든 방법들은 왈러변성을 동반한 심각한 신경원의 손상을 일으킨다.

국소 침윤(Local infiltration)

통증이 있는 뼈전이(Painful bone metastases) 늑골전이와 관계된 통증은 국소마취제를 이용한 국소 침윤으로 치료할 수 있고 코티코스테로이드를 추가함으로써 효과를 연장할 수 있다. 촉진 가능한 손상 부위가 있는 골격계의 다른 부위들에서 통증이 있는 전이도 비슷하게 치료할 수 있다.

신경종(Neuromata) 수술이나 절단이 필요한 신경종의 치료는 국소 마취제의 주사로 치료된다. 효능이 나타나는 기간은 지속성 코티코스테로이드 제제를 추가함으로써 두드러지게 연장될 수 있다.

요인점에의 주사(Trigger point injection) 근건막 통증은 국소 통증과 근육에서의 압통에 의해 특징지어지며, 피부절이 아닌 부위로 방사되는 통증과 관련된다. 국소 요인점은 촉진 시 증상을 발현시키거나 악화시킨다. 코티코스테로이드가 있거나 없이 국소마취제를 요인점에 주사하는 것은 보통 완전한 통증완화를 가능하게 한다.

신경차단(Nerve blocks)

진단적 신경차단은 어느 신경이나 신경들이 대상자의 통증과 관계가 있는지를 파악하기 위해 시행된다. 예상적인 신경차단은 대상자가 신경파괴에 의해 생성될 수 있는 감각의 소실을 경험할 수 있게 하는 진통제의 적정성을 사정하고, 운동신경이나 괄약근의 장애를 사정하기 위해 시행된다. 치료적 신경차단은 일시적이거나, 예방적이거나 영구적일 수 있다. 국소 마취제를 이용한 일시적인 치료적 신경차단은 다른 치료들이 성립되는 단기간 동안 심한 통증을 완화하기 위해 사용된다. 예방적 신경차단은 암의 국소적 진행이 심한 통증을 유발할 가능성이 큰 경우 사용되는데 그 예로 늑간 신경 차단은 광범위한 흉벽의 침윤이 있는 수술을 할 때 시행된다. 영구적 신경차단은 몇 주에서 몇 달간의 통증완화 효과를 줄 수 있으나 오직 순수하게 감각신경이나 운동신경 기능이 손실된 부위들에만 적당하고 다른 감각 기능들은 대상자의 활동 상태를 방해하지는 않을 것이다.

척추신경 차단(Spinal nerve blocks) 유일하게 자주 시행되는 말초신경 차단은 흉부와 복벽의 통증을 위한 늑간신경의 차단이다. 과거에 총체신경 차단으로 치료되었던 심한 사지통증은 요즘은 감각신경(경막외 국소 마취)와 통증(척추용 마약성 진통제)을 위한 보다 선택적인 방법들로 치료하고 있다.

자율신경 차단(Autonomic nerve blocks) 복강의 총체신경 차단은 상복부 장기에서 질병에 의한 심한 통증이 있음을 나타내고, 약 80%의 대상자들에게서 즉각적인 통증 완화 효과를 주고 이 효과는 최고 몇 개월간 지속된다. 내장과 하지 혈관 이완에 의한 체위성 저혈압이 자주 생기고 보통 며칠 이내에 해소된다. 이런 일들은 노인 대상자들, 쇠약한 대상자들 혹은 탈수된 대상자들에게서 더 잘 생길 수 있다. 이런 이유 때문에 대상자들은 보통은 시술을 받을 때 수화되어 있어야 하고, 압력 스타킹을 착용해야 한다. 다른 합병증들은 국소 조직들과 혈관 그리고 다른 신경들의 손상을 포함한다.

요추 교감신경총 차단은 골반장기 통증을 가진 일부 대상자들에게 효과적이다. 비록 이 시술들은 요즘 많이 사용되고 있지 않지만, 사지에서의 교감신경형 통증은 요추나 경흉추의 총체신경 차단에 의해 완화될 수 있다.

척추신경 차단(Spinal nerve blocks)

경막외 마취 차단(Epidural anesthetic blocks) 국소마취제의 경막외 공간으로의 주사는 여러 개의 척추 부위에서 우수한 진통 효과를 준다. 이는 단독 주사나 원하는 부위의 경막외 공간 안에 일시적 혹은 영구적으로 카테터를 집어넣어서 시행할 수 있다. 예를 들어 경추와 흉추가 만나는 부위의 주사는 양팔에 진통효과를 주고, 중간 흉추 수준에서는 아래 흉부와 윗복부에, 흉추와 요추가 만나는 부위에서는 아래 복부와 위 대퇴 부위에, 요추와 천추가 만나는 부위에서는 양다리에, 천추의 중간 수준에서는 회음 부위에 진통효과를 준다. 경막외 공간으로의 마취제의 확산은 후각 신경근에 영향을 주는데, 이는 일반적으로 최소한의 운동신경 혹은 자율신경 효과를 이른다. 경막외 카테터는 피하적으로 뚫고 들어갈 수 있고 저장소에 연결되거나 혹은 지속적 주입 펌프에 연결될 수 있다. 내성은 며칠 혹은 몇 주가 지난 후에 생길 수 있고 경막외 차단은 특히 다른 치료가 자리 잡아가고 있는 일시적인 기간 동안의 통증 완화에 유용하다.

신경박리 차단(Neurolytic blocks) 척추내 신경박리 차단은 알코올이나 페놀을 경막외 공간이나 거미막하부 공간으로 주사하는 것과 연관이 된다. 이 시술의 위험성은 운동신경과 자율신경들 또한 손상을 받을 수 있다는 것이고 사지 쇠약, 마비 그리고 방광이나 장의 기능부전을 일으킬 수 있다는 것이다. 신경박리 차단은 수반하는 위험성들이 없이 같은 효과를 볼 수 있는 국소마취제와 마약성 약물들의 경막외 투여에 의해 매우 커지고 있다.

신경외과적 시술들(Neurosurgical procedures)

진행성 암을 가진 대상자들에게서는 신경외과적 시술들이 척추 마약성 진통제 요법과 경막외 마취차단에 의해 많이 대체되었다.

14
물리적 요법
Physicaltherapics

다양한 형태의 통증 관리를 위해 몇 가지 물리적 요법이 사용된다〈표 14. 1〉. 이 중 몇 가지는 암과 관련된 통증을 치료하는 데 가치가 있다.

〈표 14. 1〉 물리적 요법

수술

열요법

냉요법

전기 치료
- 경피적 전기 신경 자극(TENS)
- 신경자극 치료

도포용 유도 자극제

침

기계적 요법
- 마사지
- 치료적 운동
- 수기
- 교정장치
- 이동 보조기
- 고정기

수술(Surgery)

수술은 정형외과적인 합병증과 장기폐색을 위해서 가장 자주 사용되는 방법이다. 호르몬에 민감한 종양을 위한 제거적 내분비계 수술은 호르몬요법과 약물요법으로 대부분 대치되었다.

내부의 외과적 고정은 장골의 병리적 골절을 위해 사용하고 골절의 고위험이 있는 경우에 고려돼야 한다〈표 14. 2〉. 내적인 고정은 즉각적인 통증 조절 효과를 주고 보다 빠른 움직임의 회복과 대상

〈표 14. 2〉 통증완화를 위한 고식적 수술

전이된 장골을 위한 외과적 내부 고정
- 병리적 골절
- 수질 부위가 뼈 지름의 50% 초과일 때
- 피질 부위가 침식된 피질 너비의 50% 이상일 때
  축의 길이가 뼈 지름보다 길 때
  2~3cm 초과일 때
- 방사선 요법 후의 지속적인 통증을 유발하는 부위

장기 폐색
- 식도 레이저 절제술, 스텐트 삽입술
- 장 우회로술
- 결장 우회로술, 일시적 결장루
- 담도 우회로술, 스텐트 삽입술
- 비뇨기계 요관 스텐트 삽입술, 경피적 신루설치술

자의 재활을 가능케 한다. 심각한 전이가 고관절과 같은 관절에 인접해 있을 때는 교체적 관절성형술이 통증 조절을 위해 필요하다.

위장관계, 담관과 요도의 폐쇄에 의한 통증은 다양한 외과적 시술로 완화될 수 있다〈표 14. 2〉.

열요법(Heat therapy)

열은 고대부터 통증 치료를 위해 사용되어 왔다. 열은 유도 자극제로서 그리고 치료하는 조직에 직접적인 효과를 가함으로써 통증을 완화한다. 첫째 상황에서는 열감이 척추후각에서의 통증 신호의 전달을 감소시키는 작용을 하고 또한 뇌간으로부터 오는 자극 억제를 증가시킬 수 있다. 열의 국소적 효과는 근육이완, 혈류의 증가와 조직의 탄력성 증가를 포함한다.

열요법은 근육 경련, 근건막 통증과 부동과 쇠약과 관련된 일반적인 근골격계의 불편감 등에 좋은 효과가 있다.

열치료는 조직 손상의 원인이 될 수 있기 때문에 주의하여 사용하거나 감각이 떨어지는 부위나 마비가 있는 부위 같이 조직에 허혈이 온 부위에는 사용을 하지 않는 것이 좋다. 만일 감염이 된 부위이거나 종양 조직이 있는 부위에는 직접적인 열요법의 사용은 피하는 것이 좋다.

조직의 표면에 열을 가하는 것은 뜨거운 팩, 뜨거운 물병, 전기 가열 패드, 발광 가열 램프와 수요법으로 할 수 있다. 깊은 조직을 가열하는 것은 조직에서 전자석 에너지가 열로 전환되는 초음파, 단파 투열요법과 극초단파 치료법을 이용하면 가능할 수 있다. 이 치료법들은 금속이나 플라스틱 인공 보형물 가까이에 있는 부위 혹은 뼈의 접합제가 사용된 부분에서는 사용하지 않아야 한다.

냉요법(Cold therapy)

냉동요법은 근육 경련과 근건막 통증에 의한 통증 같은 국소통증과 관련해서는 열과 같은 국소적 효과를 가지나, 냉요법의 진통효과는 열요법보다 오래 남는다. 더 잦은 열요법의 사용은 아마도 환자의 편안함과 선호도에 의한 것일 것이다.

냉요법은 얼음 마사지, 차가운 팩 혹은 에틸클로라이드 같은 증기윤활제 스프레이를 이용하여 시행할 수 있다. 냉요법은 감각의 손실이 있는 부분이나 혈관 장애가 있는 곳 혹은 레이노증후군을 가진 대상자나 차가운 것에 과민반응을 가진 대상자들에게는 사용하지 말아야 한다.

전기적 요법(Electricl therapy)

경피적 전기 신경 자극(Transcutaneous electrical nerve stimulation; TENS) 경피적 전기 신경 자극은 통증 조절을 위해 전극을 피부에 대어 전기적으로 신경을 자극하는 것이다. 전극의 위치, 빈도의 선택과 자극의 강도는 경험이 있는 조작자에 의해서 시행되어야 하며 최고의 효과를 기대할 수 있는 세팅은 대상자 개별에 따라 다르다. 경피적 전기 신경 자극을 조작하면 이는 통증 부위에 감각의 둔화를 유발한다. 더욱 강한 전기자극을 이용한 경피적 전기 신경 자극(바늘 전극이 있거나 없을 수도 있음 만일 바늘 전극이 있는 경우 침을 주는 것과 같은 효과를 줌)의 집중적 형태는 전통적인 경피적 전기 신경 자극이 실패했을 때 대신 사용할 수 있다.

경피적 전기 신경 자극은 근골격계의 장애와 신경통에 의한 경미한 통증에서 중등도의 통증의 치료에 효과적이나, 장기의 통증에는 효과적이지 않다. 경피적 전기 신경 자극은 인공심장박동기를 하고 있는 대상자에게는 금기이다. 또한 경피적 전기 신경자극은 피부자극(경증의 화상, 화학적 자극)을 유발할 수 있기 때문에 궤양이 있거나 감각과민이 있는 피부에는 절대 사용해서는 안된다.

경피적 전기 신경 자극을 이용한 치료는 비록 오직 15~20%의 대상자에게서만 장기적인 효과의 지속을 보이고 암과 관련된 만성 통증에서는 사용의 한계가 있으나 처음 사용하는 경우 높은 초기 반응률(70~80%)을 보인다. 그러나 만일 이 요법이 성공적이라면, 전신적인 진통제의 필요량을 줄일 수 있고 사용에 있어 싸고 쉽게 이용할 수 있고 비교적 합병증에서 자유로울 수 있다는 장점이 있다.

신경자극 치료법(Neurostimulatory treatment) 척추의 후주, 시상부와 특정 뇌간중앙에의 전기적인 자극은 치료하기 어려운 통증을 가지고 있는 소수의 매우 선택적인 대상자들에게 도움이 되는 것으로 보고되고 있다. 이 기술은 전극의 배치를 위한 수술이 필요하고 만성적인 암 통증의 치료에 있어서 이들의 역할은 여전히 수립되어야 할 과제로 남아 있다.

도포용 유도 자극제(Topical counter irritants)

열과 냉요법과 마사지는 유도자극과 척추 후각에서의 통증 신호의 통로를 방해하는 뉴런의 활동 자극을 통해서 통증을 완화시키는 역할을 한다. 요즘에는 이와 똑같은 방식으로 작용하는 진통제용 연고가 시중에 나와 있다. 캡사이신 크림(capsaicin cream-capsig)은 일시적으로 타는 듯하거나 따끔거리는 느낌을 주는데 이는 부분적으로는 유도 자극제에 의해 작용될 수 있다.

침(Acupuncture)

침은 아직 완전히 이해되지 않은 메커니즘에 의해 통증을 완화하는 데 사용된다. 이는 전통적인 혈자리나 통증 부위에 바늘을 찌르는 것이 포함이 되고 이때 전기적인 자극을 가할 수도 있고 안 할 수도 있다. 그러나 암과 관련된 통증의 치료에서의 침의 역할은 아직 정의되지 않았다. 침은 비교적 싸고 안전하며, 만일 성공적일 경우 전신적인 진통제의 필요량을 줄일 수 있다.

기계적 치료(Mechanical therapies)

마사지(Massage) 마사지는 근육경련, 근건막 증후군 혹은 부동과 쇠약에 의한 일반적인 근골격계 불편감에 의한 통증을 완화시킬 수 있다. 마사지사가 하거나 간헐적인 압박펌프를 이용한 마사지는 림프성 부종에 의한 통증의 완화를 도울 수 있다.

운동(Exercise) 물리치료 프로그램, 신체적 운동과 재활은 통증조절을 향상시킬 수 있다. 수치료(hydrotherapy)는 체중을 지탱하는 것과 관련된 통증이 있는 대상자들에게 특히 더 유용할 수 있다. 수동적이고 능동적인 운동은 부동 혹은 쇠약과 관련된 일반적인 근골격계의 불편감을 줄이거나 완화시킬 수 있다.

수기(Manipulation) 지압사, 접골사 그리고 물리치료사에 의한 물리적 수기는 비암성 요통의 치료에 가장 보편적으로 사용되고 있는 방법이다. 암 대상자들은 종종 이런 요법을 사용하려 하나 수기는 척추에 전이가 있는 대상자들에게는 금기이거나 철저한 주의와 함께 시행돼야 한다.

정형 보조기기(Orthotic devices) 브레이스나 보조기구들은 통증이 있는 조직을 안정화시키거나 움직이지 않게 함으로써 통증을 완화하고 예방하며, 특히 움직임과 체중을 실음으로써 생기는 통증에 효과적이다. 정형보조기기들은 브레이스(braces), 코르셋(corsets), 칼라(collars), 부목(splints), 캘리퍼스 부목(callipers), 붕대(bandages)와 삼각건(slings)이 있다.

이동 보조기(Mobility aids) 지팡이, 목발 그리고 보행 보조기는 움직임과 걷기와 관련한 통증의 예방에 중요한 역할을 한다. 정형보조기기와 함께 이동 보조기의 목적은 돌발성 통증을 최소화하고 같은 시간에 기능을 최대화하는 데 있다.

부동(Immobilisation) 최고 용량의 진통제와 위에 서술된 물리적 지지물들을 사용하고 있음에도 불구하고 대상자가 심한 통증을 겪고 있다면 이는 어쩔 수 없이 휠체어를 사용하거나 침상 안정을 취해야 하는 이유일 수 있다. 이런 경우 이는 대상자들이 가지고 있는 암이 진행되었음을 의미하기 때문에 대상자들은 자주 힘들어 하나 휠체어의 사용과 침상 안정은 극적인 통증의 완화를 도울 수 있다.

15

통증 조절의 심리적, 사회 심리적 관점

Psychologicalandpsychosocialaspectsofpaincontrol

통증지각에 있어서의 심리적, 사회적, 문화적 그리고 영적 요소들의 역할에 대해서는 4장에서 설명되었다.

- **심리적, 사회적, 문화적 그리고 영적 요소들은 통증의 악화 혹은 완화에 있어서 중요한 역할을 담당한다.**
- **이런 요소들은 다학과적 접근이 필요한 통증이 있는 대상자들의 평가에서 꼭 사정되어야 한다.**
- **인식되지 않은 혹은 치료되지 않은 사회심리적인 문제들은 완화되지 않는 통증을 낳을 수 있다.**
- **최근 사용되는 적절한 치료에도 완화되지 않는 통증이 있을 때는 인식되지 않은 사회 심리적인 문제가 있는지 찾아봐야 한다.**

심리적 문제들(Psychological issues)

암 환자들에게서 심리적인 고통을 겪게 하는 요소들은 〈표 4. 1〉에 나열되어 있다. 심리적 고통은 종종 단순히 불안이나 우울로 표현되지만 암 대상자들은 다른 심리적인 반응의 범위들을 분명히 나타내고, 이 모든 반응들은 잠재되어 있는 심리적 고통을 반영한다 〈표 15. 1〉. 이들은 필수적이거나 일반적으로 정신병리학을 반영하지는 않고 대응 기전(coping mechanism)의 임상적 징후로서 최대한 고려해볼 수 있는 것은 부정과 같은 몇 가지 징후들이다.

치료(Treatment) 심리적인 문제들의 관리는 일차적으로 대상자의 적응성과 대응 기전을 촉진하는 것에 초점을 맞추고 이는 통증

〈표 15. 1〉 심리적인 고통의 임상적인 형태들

불안
우울
분노, 좌절, 과민
절망
부정
죄책
공포
비탄
슬픔, 비참, 후회
철회, 무감동
수동
회피
부적절한 보상(기쁨)
돌봄 제공자와의 협력 부족
통증이나 신체적 증상에 무반응

조절과 삶의 질 모두에 충분한 효과를 줄 수 있다. 치료는 개별 대상자들에 따라 개별화되어야 한다. 많은 대상자들에게 있어서 돌봄 안에서의 지지적 상담, 이해심 그리고 서두르지 않는 습관은 치료의 주요 사항들이다〈표 15. 2〉.

적절한 정보의 제공은 많은 대상자들이 그들의 통증과 질병에 대해 보다 나은 적응을 할 수 있도록 해준다. 지지 그룹은 감정적, 사회적 지지를 제공해 주고, 통증 조절에도 도움이 될 수 있다.

통증 관리를 위한 심리적 치료 (Psychological therapy for pain)

통증 치료를 위한 몇 가지 심리적 접근법들이 개발되어 있다〈표 15. 3〉. 이 방법들은 침습적이지 않고 대상자들에게 덜 위협적이

〈표 15. 2〉 심리적 고통의 관리

일반적	돌봄, 이해심, 서두르지 않는 접근, 좋은 의사소통, 지속적 돌봄에 대한 안심, 인간과 개인에 대한 존중, 치료와 돌봄에의 참여 격려, 조절감 유지, 앞으로 겪을 수 있는 고통과 남은 수명에 대한 이해와 공포에 대해 대상자의 토론 허용
통증	통증 조절
신체적	신체적 증상 완화
사회적	사회적 문제 처리, 가능한 사회적 지지에 대한 격려, 사회적 자원을 이용하도록 촉진, 가족과 돌봄 제공자에 대한 지지 제공, 경제적 법적 문제에 대한 지원
문화적	문화적 차이에 대한 존중, 언어 장벽 회피
영적	종교적 혹은 영적 근심 처리
심리적	〈표 15. 3〉 참조

며, 근본적으로 부작용이 없다. 이 방법들은 최소한 적용 초기에는 치료자-집중적이다. 이 방법들은 모두 대상자들의 능동적인 참여를 필요로 하고 대상자들로 하여금 그들 스스로의 치료에 참여하고 있다는 느낌을 증가시켜줄 것이다. 바이오 피드백, 오퍼런트 조건부여 그리고 인지적 행동 치료와 같은 좀 더 복잡한 치료법들은 비암성 만성 통증을 가지고 있는 대상자들에게 유용하나, 진행성 암을 가지고 있는 대상자들의 통증 치료에 있어서 이런 방법들의 위치는 아직 성립되지 않았다.

이완 요법(Relaxation therapy) 이완 요법이 암 대상자의 통증

〈표 15. 3〉 통증 치료를 위한 심리적인 접근법

일반적인 심리적 지지 간호
정보 제공
지지 그룹
이완 요법
명상
주의산만 요법
최면술
대응 기술 훈련
인지적 치료
불안 완화제, 항우울제
심리치료
바이오 피드백
오퍼런트 조건부여
인지적 행동 요법

조절에 중요한 기여를 한다는 명백한 증거들이 있다. 다양한 종류의 복잡한 기술들이 사용될 수 있는데, 이완 요법은 일반적으로 대상자에게 차분함을 주고, 불안이나 감정적 스트레스와 관련되어 악화될 수 있는 통증의 치료, 그리고 통증 증가와 관련한 불안에 도움이 된다. 신체적 부동과 쇠약과 관련된 근골격계의 통증은 또한 근육 이완 요법에 의해서도 도움을 받을 수 있다.

주의전환(Distraction) 예술, 음악 혹은 다른 취미들에 흥미를 갖도록 설득하는 것의 장점들은 잘 알려져 있다. 하지만, 만일 대상자가 지루하게 느끼거나 격리되었다고 느끼면 통증은 더 조절하기 힘들다.

최면(Hypnosis) 최면은 암과 관련된 통증과 환상통을 가진 대상자의 치료에 있어 중요한 역할을 한다. 성공적인 최면을 위해서는 대상자가 최면에 대한 감수성이 좋아야 하고, 최면에 들기를 원해야 하며 최면사에 대한 신뢰가 있어야 한다. 최면술 암시의 다양한 방법들이 사용되는데, 이는 마취에 의한 환상, 감각 치환, 통증 치환, 그리고 분산이 포함된다.

인지 요법(Cognitive therapy) 기본적인 대응 기술의 교육과 생각으로 유도된 요법과 감정조절은 위험한 고비와 통증 조절을 하는 대상자들에게 도움이 될 수 있다.

심리요법(Psychotherapy) 불안이나 우울을 가지고 있는 대상자들은 불안완화제나 항우울제를 복용하면 도움을 받을 수 있다. 오직 소수의 대상자들만이 짧은 기간 동안, 인지적 재구조와 대응 기술에 초점이 맞춰진 정시적인 심리치료가 필요하다.

우울(Depression)

• 우울의 진단과 치료는 통증 조절을 돕는다.

신체적으로 건강한 개인들에게서 우울을 진단할 수 있는 증상들은 〈표 15. 4〉에 나와 있다. 암 환자들에게 있어 신체적 증상들의 의미는 이 모든 것들이 암 자체에 의해 발생될 수 있기 때문에 문제가 된다. 만일 균형을 이룬 상태에서 신체적인 질병 쪽으로 간 것이 분명하면 신체적 증상들은 의미있는 것으로 고려된다. 지지되

〈표 15. 4〉 우울의 증상들

심리적	우울한 감정 흥미나 활동에 있어서 기쁨 상실 정신 운동성 흥분 혹은 지체 집중 부족 혹은 우유부단 자아 존중감 상실, 죄책감 죽음이나 자살에 대한 생각
신체적	식욕과 (혹은) 체중의 현저한 변화 불면 혹은 과수면 피로와 (혹은) 에너지 상실

출처: Diagnostic and statistical manual of mental disorders, 3rd edition, revised (DSM-III-R). Washington DC. American psychiatric Association.

는 다른 평가 기준은 지속적인 눈물어림, 지속적인 불안정, 절망적인 감각, 질병을 벌로 인식하는 것, 그리고 가치 없다고 느끼는 감각 혹은 짐으로 느끼는 것 등을 포함한다.

우울의 증상들은 정상적인 반응의 부분으로써, 반응성 우울증에서 주요 감정 질환의 일부로, 혹은 본질적인 뇌 증후군과 관련하여 생길 수 있다〈표 15. 5〉.

〈표 15. 5〉 암 대상자들에게서 나타나는 우울증의 유형

'정상' – 위기, 스트레스에 대한 일시적인 정상 반응의 일부

조절 장애 – 반응성 우울증 +/– 반응성 불안

주요 우울 질환

본질적인 뇌 증후군

- 급성 혼돈 상태 혹은 섬망
- 치매
- 약물의 부작용

'정상' 우울('Normal' depression) 우울의 에피소드와 불안은 치료 실패와 같은 위기의 순간에 생길 수 있는 정상적인 심리적 스트레스 반응이다. 이런 반응들은 불안과 우울의 심각한 증상들이 생길 수 있는 1~2주간 지속된다. 이 반응들은 시간과 가족과 친구들 그리고 치료 팀으로부터의 적절한 지지적 간호와 함께 자연스럽게 해결된다. 짧은 기간 동안 밤에 수면제를 사용하고 낮 동안 불안완화제를 사용하는 것은 우울이 심한 경우에 이득이 될 수 있다.

반응성 우울증(Reactive depression) 반응성 우울증은 정도나 기간적인 면에서 정상적인 자기 한계 스트레스 반응과 다른 조절장애이다. 증상들은 더 오래 남거나(2주 이상) 혹은 더 심하다. 반응성 우울증은 자주 어느 정도의 불안과 관계가 있고, 대상자들은 증상과 관련해서 강박적인 근심을 보일 수도 있다.

주요 혹은 내적 우울증(Major or endogenous depression) 반응성 우울증과 비교했을 때, 일반적으로 증상들은 더 심하고 질병을 알고 있는 대상자들에게서 나타나는 감정의 양상과 맞지 않는 감정의 양상을 보이고, 지지, 이해 혹은 주의전환에 반응하지 않는다. 망상적인 생각과 환각, 정신병적 우울의 특징은 기질적인 뇌 증후군을 가진 대상자들을 제외하고는 흔히 나타나지 않는다.

기질적인 뇌 증후군(Organic brain syndromes) 급성 혼란 상태(섬망)나 조기 치매를 앓고 있는 대상자들은 우울의 양상을 보일

〈표 15. 6〉 우울의 치료

만일 기질적인 뇌 증후군이 있다면, 그에 대한 진단과 치료

원인 요소들과 악화 요소들의 치료
- 통증, 다른 신체적 증상들, 사회적, 문화적, 영적 요소들

일반적 지지
- 돌봄과 공감
- 지속적 돌봄과 관심의 재확인
- 질병에 대한 정보의 제공
- 대상자 이해와 질병과 예후에 대한 두려움의 발견
- 가족과 사회 지지자들에 대한 격려, 강화

간단하고 지지적인 정신요법
- 질환, 치료, 미래, 대처 등에 대한 문제의 설명과 해결책
- 가족, 그룹 요법
- 행동 기술

항우울제

다른 약물들: 수면제, 불안 완화제, 신경 이완제

수 있다. 대상자의 정신 상태를 사정하는 것은 기질적인 뇌 증후군의 증거를 밝혀줄 것이다.

치료(Treatment) 암 대상자들에게 있어서 우울증의 치료〈표 15. 6〉는 우울의 기간과 증상의 심각성에 따라 이루어지며, 대상자의 전반적인 질병 양상과 예후에 따라 결정되어야 한다. 만일 기질적인 뇌 증후군이 있다면, 이에 대한 적절한 치료가 이루어져야 한다. 좀 더 심한 우울증을 가지고 있는 대상자들은 정신요법과 항우울제를 같이 사용하면 더 효과적이다.

정신 요법은 짧은 기간 동안(4~6주)에 이뤄지고, 지지적이며 대

상자의 건강 상태, 목표와 치료에 대한 기대, 고통받는 것과 죽음에 대한 두려움과 관련된 문제의 설명과 해결책에 초점이 맞춰져야 한다. 가족 구성원들도 이와 같은 치료요법에 동참할 수 있다. 이완요법도 불안을 감소시키기 위해 포함될 수 있다.

비록 부작용의 발생, 특별히 노인이나 쇠약한 대상자들에게서의 부작용은 일반적이고 임상적으로 대상자들을 많이 힘들게 하지만, 항우울제들은 분명한 우울증이 있는 대상자들을 위해 고려된다. 다양한 삼환 항우울제(tricyclics antidepressants)들은 다양한 정도의 진정, 항콜린성 증상들과 심혈관계 부작용들이 생길 수 있다. 모노아민 산화 효소 억제제(monoamine oxidase inhibitors; MAOI)의 사용은 식이 제한과 다른 약물들과의 잦은 상호작용 때문에 암 대상자들에게는 피해야 한다. 미안세린(Mianserin- Tolvon)은 중간 정도의 진정 효과만 있으나 몇몇 항콜린성 작용과 심장 효과가 있다. 프루옥세틴(Fluoxetine- Prozac)은 적은 진정효과와 항콜린성 작용, 심장에 대한 효과가 있으나 불안과 불면증, 식욕 감퇴와 체중 감소를 유발할 수 있다.

불안(Anxiety)

• 불안의 감소는 통증의 정도를 크게 줄일 수 있다.

불안은 정상적이며 일반적인 감정이다. 신체적인 질병을 가진 대상자들에게서 우울이 동반되면, 비정상적인 불안의 구분이 잘 되어지지 않는다. 임상적 양상과 불안의 증상들은 매우 다양하다〈표 15. 7〉. 암 대상자들은 미래에 대한 불명확성, 신체적인 기능 부전,

〈표 15. 7〉 불안의 임상적 양상

인지	불분명한 두려움, 죽음에 대한 두려움, 미칠 듯함에 대한 두려움 약한 주의력과 집중력
심맥관계	심계항진, 빈맥, 수축기 혈압 상승 홍조, 발한, 흉통
호흡기계	호흡곤란, 환기과다
신경계	현기증, 떨림, 감각둔화, 쇠약, 탈진, 불면증
위장관계	식욕부진, 소화불량, 설사, 공기연하
일반	긴장, 걱정, 안절부절

완화되지 않는 통증, 혹은 다른 증후들에서 오는 두려움이 있을 수 있고, 혹은 죽음 자체에 대한 공포에 의해서도 두려움은 생길 수 있다. 심한 불안과 신체적 불편감에 의해 급작스럽고 예측 불가능한 발작이 생기는 공황 발작이 생길 수 있고, 이는 보통 15~20분 정도 지속된다.

정상적인 불안(Normal anxiety) 불안은 보통 스트레스와 암과 관련된 위기, 그리고 암 치료에 대한 반응에 의해 발생한다〈표 15. 8〉. 이런 사건들은 시간이 지나고 일반적인 지지적 간호를 제공하면 안정된다.

조절 장애 반응 불안(Adjustment disorder-reactive anxiety) 불안은 예상보다 오래가거나(7~14일 이상), 정도에 있어서 정상적이고 받아들일 수 있는 불안의 정도를 넘어서고, 조절 장애로 분류될 수 있다. 반응 불안은 분명한 사건이나 스트레스 후에 오며,

〈표 15. 8〉 불안의 유형

정상: 스트레스와 위기에 대한 반응으로서의 일시적인 불안
조절 장애: 반응 장애 +/ − 우울증
기질적 불안 증후군들 • 조절 불가능한 통증 • 저산소증, 호흡곤란 • 모든 종류의 조절 불가능하거나 심한 신체적 증상들 • 급성적인 혼돈 상태 혹은 섬망 • 약물 부작용: 코티코스테로이드(corticosteroids), 메토크로프라마이드(metoclopramide), 기관지 확장제(bronchodilators) • 약물 금단증: 마약성 약물(opioids), 바비츄레이트(barbiturates, 벤조다이아제핀(benzodiazepines), 알코올(alchol)
불안 장애: 일반화된 불안, 공황 장애, 공포증

우울 증상이 자주 동반된다.

기질적 불안 증후군(Organic anxiety syndromes) 암 환자들에게 있어서 불안은 다른 건강 문제들에 따라 생길 수 있다〈표 15. 8〉.

불안 장애(Anxiety disorder) 일반적인 불안, 공황 장애와 다양한 공포증들은 암이나 암 치료에 의해 발생하거나 악화될 수 있다. 이런 대상자들은 좀 더 심각하고, 자신이 처한 의료적 상황을 고려해볼 때 부적당해 보이고 상황과 전혀 맞지 않는 무력한 증상들을 가지고 있다. 일반화된 불안 장애는 자동적인 과다 행동을 동반하는 만성적이고 비현실적인 걱정, 우려, 그리고 과다한 경계로 특징지어진다.

치료(Treatment) 정상적인 불안 반응을 보이는 대상자들은 단순히 좋은 지지적 간호를 필요로 한다. 만일, 증상이 심각하다면 짧은 기간 동안 밤에는 수면제를 낮에는 불안 완화제를 사용하는 것이 적절하다〈표 15. 9〉. 간단하고 지지적인 정신요법은 자주 유용하게 사용된다. 주의 산만, 이완 요법과 스트레스 관리 기법을 포함하는 행동 요법들도 일부 대상자들에게 도움이 될 것이다. 만일 확연하게 우울증이 보인다면, 항우울제가 고려되어야 한다.

벤조다이아제핀(benzodiazepines)은 불안을 치료하기 위해 가장 자주 사용되는 약물이다. 짧고 간헐적인 반감기를 가지고 있는 약물들(알프라졸람 alprazolam, 로라제팜 lorazepam, 옥사제팜 oxazepam)은 다이아제팜(diazepam) 같이 더 오랜 작용을 하는 약물들보다 선호된다. 로라제팜(lorazepam)은 설하로 줄 수 있는 장점을 가지고 있다. 미다졸람(midazolam)은 피하적으로 줄 수 있고

〈표 15. 9〉 암 대상자들에게 있어서 불안의 치료

만일 기질적 불안 증후군이 있으면 이에 대한 치료를 함

불안을 유발하거나 악화시킬 수 있는 다른 요소들을 치료함
- 통증, 다른 신체적 증상들, 사회적, 문화적, 영적 요소들

우울증이 있다면 이에 대한 치료를 함

일반적 지지와 상담

간단하고 지지적인 정신 요법

행동적: 이완 요법

약물요법
- 불안 완화제: 벤조다이아제핀
- 수면제
- 항우울제

이는 모르핀(morphine)과 같이 피하 주입을 할 수도 있다.

사회적 문제들(Social problems)

암 환자들과 그들의 가족들의 사회적 문제들은 4장에서 논의되었고〈표 4. 2〉, 이런 문제들에 대한 치료나 해결책들은 통증의 조절을 크게 향상시킬 수 있다.

치료는 많은 형태를 취하고 다수의 다른 종류의 치료팀들은 물론 사회복지가의 참여를 통해 이뤄진다. 개별 대상자들과 그들의 가족들이 필요로 하는 특별한 요구를 밝히기 위해 수행은 꼭 개별화되어야 한다.

지지적인 상담은 가장 중요한 사항이다. 이는 대상자나 혹은 가족 구성원들을 위해 가족 회의나 다른 대상자들이나 가족 구성원들이 참여한 그룹 토론의 형태로 각자의 상황에 따라 이뤄져야 한다. 지지적 상담은 대응을 용이하게 함에 목적이 있고 경청, 감정표현의 허락, 대답과 정보제공이 수반된다.

일상생활을 위한 도움의 규정, 집안에서의 작은 개조를 용이하게 하는 것과 지역사회 자원과 서비스에 대한 접근과 같은 실질적인 조력은 대상자들에게 도움이 될 것이다. 전문적 그리고 비전문적인 지지가 가족들이 사용 가능해야 하고 이런 지지를 최대화하기 위해서 모든 노력을 기울여야 한다. 재정적인 사항들과 법적 사항들이 주로 조력을 필요로 하는 것들이다.

문화적 요소들(Cultural factors)

다른 문화적 배경을 가진 대상자들은 통증에 대해서도 매우 다양한 반응을 보이는데, 극심한 불안에서부터 사회적으로 용납되는 정도의 우울증까지 매우 다양하다. 비록 어떤 문화적 태도 (일부 동양 종교와 관계된 문화적 태도들 포함)들은 통증을 크게 감소시킬 수 있지만, 일반적으로 문화적인 문제들은 통증을 악화시킨다.

통증의 원인이 되거나 통증을 악화시키는 문화적 요소들의 관리의 초점은 일차적으로는 예방이다. 고식적인 간호는 문화적으로 적절하고 민감한 방법으로 이뤄져야 하고, 각 개별 대상자의 문화와 종교적 배경은 절대적으로 이해되고 존중되어야 한다. 언어 장벽은 통증의 치료에 문제를 유발할 수 있고, 전문적인 통역가의 사용은 치료의 결과를 향상시킬 수 있다. 일부 인종 집단에 의해 사용되는 비효과적이거나 혹은 임상관리를 방해할 수 있는 전통적인 통증 치료법의 사용은 호소하는 방식으로 논의될 필요가 있다.

영적 근심들(Spiritual concerns)

모든 인간들은 종교적이거나 혹은 종교적이지 않다고 해도 그들 자신의 영성을 가진다. 만일 모두가 아니라고 해도 암과 같은 질병에 직면하게 되면 대부분은 영적 문제나 위기를 겪을 수 있다. 인지가 되어지든 아니든 영적 문제들은 통증을 유발하거나 악화시킬 수 있다.

영적 문제들의 관리는 단순한 지지적 상담에서부터 좀 더 자세한 삶의 회상까지 매우 다양하고 후자는 주로 특별히 훈련된 성직자들에 의해 이루어진다. 대상자의 특별한 종교적 믿음에 관련되는 문제들은 적절한 신부나 목사에 의해 이루어지는 것이 최선이다.

- **사회 심리적인 문제들은 적절하게 처방된 진통제로 완화가 되지 않는 통증의 원인이 될 수 있고, 이들은 사회 심리적 문제가 밝혀지기까지는 해결되지 않을 것이다.**

16
항암 요법
Anticancertherapy

적절하고 현명한 항암 요법의 사용은 진행성 질병을 가진 대상자들에게 있어서조차도 때때로 통증을 조절하기 위한 최상의 방법이다. 항암 요법은 통증을 가진 모든 대상자들을 위해 고려되어야 하고, 필요로 하는 진통제의 용량에 현저한 감소를 이룰 수 있다. 방사선 요법이 가장 자주 사용되는 양식이지만 화학요법, 호르몬 요법 그리고 수술도 특정적인 임상 상황에서 유용하다. 각 요법에서 가능한 이점과 독성에 대한 사정이 이뤄져야 하고, 치료는 대상자의 질환과 예후의 단계에 맞게 이루어져야 한다.

방사선 요법(Radiotherapy)

방사선 요법은 국소적 종양의 침습에 의한 통증의 조절에 가장 효과적인 방법이다. 나타날 수 있는 부작용과 방사선 요법을 받을 수 있는 기관으로 혹은 기관에서부터의 대상자 이송의 불편과 치료를 받음으로써 가능한 이점을 비교해 보고 어느 것이 비중이 더 높은지를 판단해야 하다. 방사선 요법의 이론적 근거는 방사선이 일부 암세포를 죽임으로써 종양 침습이나 압박에 의한 통증이나 다른 증상들의 감소가 올 수 있다.

방사선 요법에 대한 반응은 종양과 방사선과 관련된 요소들에 따른다. 높은 세포 분열과 함께 좀 더 빨리 자라는 종양들과 혈관분포가 많아 세포들이 산소공급을 잘 받고 있는 종양들은 방사선 요법에 좀 더 민감한 것으로 보인다. 종양들은 또한 유전적인 방사선 민감성이 매우 다양하나 이런 분류와 '방사선 저항성 종양들'의 개념은 방사선으로 치료할 수 있는 암인지와 고식적 방사선 요법과 관련된다. 고식적 간호에서는 종양의 축소가 통증 완화를 결정짓는 것은 아니다.

- **종양 침습에 의한 통증은 보통 국소적 방사선 요법에 반응하나 조직의 형태나 종양의 기원이 되는 조직들에 대해서는 상관이 없다.**

부작용(Adverse effects)

방사선 요법의 부작용들〈표 16. 1〉은 일차적으로 방사선 치료를 받은 조직의 양과 치료 부위 안에서 정상세포가 받은 방사선 작용들에 따라 달라진다. 많은 부위의 치료는 더 많은 부작용의 원인이 되고 더 많은 정상조직에의 침범을 유발한다. 방사선 요법의 급성 부작용은 치료 후 며칠에서 몇 주 안에 생기고 치료 부위의 염증반응, 부종과 세포의 죽음을 유발한다〈표 16. 2〉. 머리와 배 부위의 방사선 요법은 자주 오심과 구토를 유발한다. 방사선 요법을 받는 대상자들은 피로감, 피곤, 오심과 식욕부진을 동반한 일정한 방사성 구역이 생길 수 있다.

방사선 요법을 시작한 후 며칠간 반응성 부종에 의한 통증이 증가할 수 있다. 이런 가능성들에 대해서는 대상자들에게 얘기되어야 하며 만일 필요하다면 코티코스테로이드(corticosteroid)나 비스테로이드성항염증제(NSAID)를 이용해서 치료할 수 있다.

〈표 16. 1〉 방사선요법의 부작용 결정 요소

치료적 요인	환자적 요인
방사선 치료를 받은 양	일반적 상황
총 용량	방사선 치료를 받은 신체 부위
파편(fraction)당 용량	인접한 정상 조직의 방사선 민감성
용량 비율	다른 보완적 치료
방사선의 에너지	• 수술, 화학요법

〈표 16. 2〉 방사선 요법의 급성 부작용

피부	홍조, 탈모
점막	인두염, 식도염, 위염, 장염, proctitis, 방광염, 질염
폐	폐렴
간	간염
뇌	뇌염

치료(Treatment)

- **고식적 방사선 요법은 원하는 결과를 얻기 위하여 최소량의 방사선을 사용하고 최소한의 치료 횟수를 사용해야 한다.**

이러한 형태로 제공된 방사선 요법은 확연한 부작용을 일으킬 가능성이 적어지고, 대상자의 불편감도 최소화하면서 같은 결과를 만들어 낸다. 종양의 조절을 위해 사용된 보존적 방사선 요법은 2~4주 동안 30~40Gy의 용량을 10~20번의 치료 횟수로 주거나 통증 조절을 위한 고식적 방사선 요법을 위해서는 8~20Gy의 용량을 1~4번의 치료 횟수로 준다. 사지의 뼈 전이는 종종 1회의 치료로 고식적 치료를 할 수 있다.

방사선 요법에 대한 반응은 주로 치료를 시작한 지 2~4주에 나타난다. 고농도의 방사선을 사용할 경우 반응은 좀 더 빨리 생길 수 있는데 하루에서 이틀 안에도 생길 수 있다. 80%의 뼈 전이 대상자들에게서 통증 완화 효과가 생기고, 연조직에 침습된 경우 더 낮은 반응률을 보인다. 반응의 기간은 종종 몇 달간 지속된다.

반신 방사선 치료(Hemibody irradiation) 이 요법은 넓게 퍼진 뼈 전이에 의한 통증의 치료를 위해 사용된다. 이 요법은 1회의 치료를 상체나 하체의 반신 전체에 가하는 것이며 다른쪽 신체의 반에 방사선을 가한 4~6주 후에 필요하다고 판단되면 시행된다. 이 방법은 전립선 암이나 다발성 골육종에 의해 광범위한 뼈 전이가 있는 대부분의 대상자들에 있어서 통증완화의 향상을 위해 시행된다. 그러나 반신 방사선 치료의 독성이 고려되어야 하며 남은 수명이 1~2달 이하인 대상자들에게서는 사용하지 않아야 한다.

방사선 동위원소(Radioisotopes) 스트론티움(strontium- 89Sr) 같은 방사선 동위원소의 신체내 투입은 비록 반응이 생길 때까지 2~4주가 걸리지만 골 형성 활동을 보이는 뼈전이에 의한 통증 조절에 효과적이다.

화학요법(Chemotherapy)

통증을 위한 고식적인 치료를 위한 화학요법의 사용은 일차적으로 유전적인 종양의 화학요법에 대한 민감성에 따른다. 화학요법에 민감성을 가진 대상자들은 확연하게 통증 완화를 이룰 수 있으며, 특히 통증을 유발하는 병변이 널리 퍼져 있는 경우 효율적이다. 젊은 대상자들과 좋은 경과를 보이고 있는 대상자들은 문제가 되는 독성을 겪을 가능성이 덜하고 치료로부터 이득을 얻을 수 있다. 고식적인 화학요법을 이용한 치료에 대한 결정은 대상자가 그들의 건강 상태와 치료 방법들에 대해 적절하게 정보를 제공받은 후 이뤄져야 한다.

통증의 고식적인 치료를 위해 제공되는 화학요법은 관리 가능하고 참을 만한 독성 생성만을 허용하는 범위 내에서 장치되어야 한다. 단독적인 약물을 이용한 치료나 용량을 줄인 병합적인 화학용법이 적절하다.

호르몬 요법(Hormonal therapy)

코티코스테로이드(Corticosteroids) 보완적 요법으로써 코티코스테로이드의 사용은 12장에서 논의되었다. 추가적으로, 코티코스테로이드는 림프증식성 질환을 가진 대상자들, 몇몇 유방암과 전립선 암을 가진 대상자들에게서 항종양 작용을 가지고 있고 특히 통증의 고질적 치료에 있어서 이점이 있다.

성호르몬(Sex hormones) 몇몇 다른 종류의 암들은 성호르몬을 이용한 치료나 신체의 정상적인 성호르몬의 농도를 직접적으로 바꾸는 치료에 반응한다. 만일 종양이 호르몬 조절에 민감한 종양이라면, 통증 완화도 향상될 것이다. 유방암을 가진 대상자들은 수술적 방법과 약물적 방법을 통한 다양한 호르몬 조절에 반응한다. 사용되고 있는 호르몬 요법 약물들은 항에스트로겐제(antiestrogens), 아로마타제 억제제(aromatase inhibitors) 그리고 고나도트로핀 관련 호르몬(gonadotrophin- relating hormone; GnRH-gonadorelin)류들을 포함한다. 전립선 암을 가진 대상자들은 고환절제술, 에스트로겐, 항안드로겐 그리고 GnRH류에 반응한다. 내막층과 적은 수의 신장 암 대상자들은 프로제스테론 요법에 반응한다.

17

완화되지 않는 통증

U n r e l i e v e d p a i n

완화되지 않는 통증은 진행성 암을 가지고 있는 많은 대상자들에게 무서움을 준다. 더 안 좋은 경우는 일부 의료인들이 아직도 진행성 암에 의한 통증은 완화되지 않는다고 믿는 것이다. 그러나 95%의 암 대상자들에게 있어서 약물과 사용 가능한 다른 치료법들을 이용해서 만족적인 통증 조절은 이룰 수 있다고 보고되고 있다. 하지만 실제적으로 임상에서는 불필요하게 고통을 겪고 있는 대상자들이 있고 결국 95% 보다 낮은 수준에서 만족적인 통증완화가 이루어지고 있음을 보여주고 있다.

완화되지 않는 통증(Unrelieved pain)

완화되지 않는 통증의 일부 원인들은 〈표 17. 1〉에 기술되어 있다. 일부는 예외일 수 없는 것들이고 모든 원인들은 예방이나 치료가 가능하다. 마약공포증은 9장에서 논의되었다.

완화되지 않은 통증의 사정은 치료의 원칙을 기본으로 한 체크리스트를 필요로 한다 〈표 17. 2〉. 대부분의 경우 분명한 원인이 있다. 암이 진행됨에 따라 통증의 악화와 새로운 부분에서 통증의 발생이 있을 수 있고 이는 통증에 대한 재사정과 간호의 지속성을 필요로 하는 근본적인 원인이 된다.

완화되기 어려운 통증(Difficult to relieve pain)

사회 심리적 혹은 영적 문제들에 의한 통증(Pain caused by psychosocial or spiritual concerns) 해결되지 않은 심리적, 사회적, 문화적 혹은 영적 문제들은 종종 완화되지 않는 통증의 원인

〈표 17. 1〉 완화되지 않는 통증의 원인들

대상자 관련

통증 보고의 실패

- 통증은 완화되지 않는 것이라는 믿음
- 통증은 치료할 수 없는 것이라는 믿음
- 괜찮다는 얼굴 표정을 하고 있음, 의사를 귀찮게 하기 싫음

약물 복용의 실패(지시를 따르지 않음)

- 부작용
- 신체적으로 처방된 약물을 복용할 수 없음
- 약물을 믿지 않음
- 내성과 의존성에 대한 공포
- 더 심한 통증이 있을 때 복용할 것이 남지 않을 것이라는 공포

치료팀 관련

- 대상자를 믿지 않음
- 통증의 유형과 중증도에 대한 부적절한 사정
- 치료 방법에 대한 부적절한 선택
- 다양한 방법 사용의 실패

적당량의 진통제를 사용하지 못함

- 잘못된 세기나 유형의 진통제
- 잘못된 용량: 부적절함, 빈도를 적절히 지키지 않음 혹은 필요 시마다 PRN 사용
- 돌발 통증에 대한 이해 부족
- 감량의 실패, 혹은 예방, 부작용을 위한 치료 제공 실패
- 보조적 진통제의 사용 실패
- 내성, 의존성에 대한 공포 때문에 마약성 진통제 중단
- 말기 간호를 위한 마약성 진통제의 중단

만성통증 완화와 만성통증 재발 예방의 실패

의사소통과 치료에 대한 대상자 참여 실패

지속적인 간호 제공의 실패

통증을 유발하거나 악화시킬 수 있는 다른 요인들에 대한 사정과 치료의 실패

- 신체적, 심리적, 사회적, 문화적, 영적 요인들

재사정의 실패

이 된다. 만일 대상자 사정을 위해 다학과적 접근을 한다면 보통 이런 문제들은 발견되어지지만 만일 그렇지 않다면 놓칠 수도 있

〈표 17. 2〉 완화되지 않는 통증의 사정

대상자는 그들의 통증을 적절하게 보고했는가?
대상자는 처방된 약물을 복용했는가?
통증의 형태와 원인은 맞게 진단됐는가?
적절한 치료의 방법들이 사용되고 있는가?
사용되고 있는 진통제들은 적절한 것들인가?
진통제들은 최고의 방식으로 주어지고 있는가?
보조적 진통제는 도움이 되는가?

다. 모르핀의 용량을 지속적으로 증가 시킴에도 불구하고 잠재되어 있는 사회 심리적 혹은 영적 문제들이 드러나고 통증과 진통제 요구량을 눈에 띄게 감소시킬 수 있는 해결책들이 나오기 전까지는 통증이 완화되는 정도가 확연하지 않거나 전혀 없는 대상자들에 대한 보고들이 고식적 간호 문헌들에 많이 실려 있다. 다른 문제들이 통증 조절에 영향을 주고 있다는 경고 신호들은 적절한 치료라고 사료되는 치료들이나 고용량의 마약성 진통제 요구량에도 불구하고 제대로 반응하지 않는 통증들이 있다. 대부분의 암 환자들은 하루 600mg 이하의 경구 모르핀이나 200mg 이하의 비경구적 모르핀의 사용으로 잘 조절될 수 있고, 이 이상의 모르핀을 요구하는 경우에는 고통의 다른 원인들에 대한 사정을 향상시켜야 한다. 하루에 몇백 몇천 밀리그램의 모르핀을 사용하고 있으면서도 통증이 더 나아지지 않는다고 말하는 대상자들은 잠재된 사회심리적 혹은 영적 근심들에 대한 주의 깊은 사정이 더 많은 모르핀을 주는 것보다 더 필요하다.

신경병증성 통증(Neuropathic pain) 신경병증성 통증은 치료하기 어렵고 따라서 몇 가지 치료법들이 발견될 필요가 있다.

치료는 마약성 진통제의 사용과 함께 시작될 수 있다. 일반적으로 신경병증성 통증은 마약성 진통제에 대해 신체적 혹은 장기 통증보다 덜 민감하나 일부 대상자들에게서는 좋은 결과가 있다. 신경병증성 통증이 다른 통증들보다 척추용 모르핀에 덜 민감하기는 하나 여전히 척추용 모르핀이 사용될 수 있고 일부 대상자들은 이에 잘 반응한다.

보완적 진통제는 12장에서 논의되었고, 신경병증성 통증의 치료에서 주된 역할을 한다.

일반적으로 코티코스테로이드와 같이 사용되는 국소 마취제의 주사는 신경종과 관련된 통증을 완화할 것이다. 말초 신경 차단은 종종 신경병증성 통증의 완화에 도움이 되지만 이런 효과는 종종 일시적이다. 만일 교감신경적으로 유지된 신경병증성 통증을 나타내는 임상적인 증상들이 있다면, 교감신경 차단이 통증을 완화한다. 모르핀과 같이 사용하는 경막외 국소적 마취 차단은 신경병증성 통증, 특히 중간 흉부 이하에서 통증이 있는 경우 유용하다. 난치성 통증을 갖고 있는 선택적인 몇몇 대상자들은 신경박리성 척추시술이나 수술을 고려해볼 수 있으나, 암 대상자들에게 있어서 이런 시술들의 역할은 분명하게 정의되지 않고 있다.

물리적 요법들은 오직 소수의 신경병증성 통증을 겪고 있는 대상자들에게 도움이 되나 비교적 싸고, 간단하며 부작용이 없다. 통증 완화를 위한 심리 치료(15장)와 사회 심리적인 문제들에 대한 해결은 신경병증성 통증을 갖고 있는 일부 대상자들에게 이득이 된다.

약물 남용의 과거력을 갖고 있는 대상자에서의 통증(Pain in patients with a history of drug abuse) 현재 혹은 과거에 약물 남용을 했던 과거력이 있는 암 대상자의 통증 치료는 다른 대상자들을 위한 암 통증의 치료와 다르지 않다. 이런 대상자들은 마약성 진통제에 대한 내성 때문에 더 많은 용량의 마약성 진통제가 필요할 수 있다. 통증 조절을 위한 진통제의 적절한 사용은 대상자와 대상자의 가족들과 함께 논의되어야 하고 약물 남용의 관리를 위한 상담가의 참여가 필요하다. 마약성 진통제의 요구량을 줄이기 위한 보완적 진통제의 사용, 비경구적 마약성 진통제보다는 경구적 마약성 진통제의 처방 그리고 내성이 덜 생기는 약물의 사용 등이 고려되어야 한다.

완화될 수 없는 통증(Unrelievable pain)

통증 관리를 위해 사용할 수 있는 최상의 치료를 제공하고 최고의 다학과적인 고식적 간호가 제공됨에도 불구하고 완화될 수 없는 통증을 가진 대상자들의 관리는 매우 어렵다.

이들 중 일부 대상자들은 해결 불가능한 사회심리적 혹은 영적 문제들을 가지고 있고 치료팀은 대상자들이 겪고 있는 고통을 최소화하기 위해 그들이 할 수 있는 최선을 다하고 잠재적인 문제들은 해결하기 위해 노력해야 한다.

말기 대상자들에게서 고통의 완화는 매우 기본적인 사항이다. 생명을 유지하는 방법들은 효과 없고 부적절하게 고려될 수 있고 오직 대상자의 고통을 장기화시킬 뿐이다. 조절 불가능한 통증을 가지고 있는 대상자들에게 있어서 이런 장기화된 고통은 분명히 아무런 이득이 없다.

말기 대상자들에게 진통제를 투여하는 것은 통증의 완화에 초점이 맞춰지는 것이라고 볼 수 있다. 제공된 약물이 옳은 의학적 원인과 적절한 용량이었다면, 통증을 완화하기 위해 제공된 치료가 우연히 몇 시간에서 며칠 정도 생명을 연장시켰다 해도 이는 의학적으로나, 도덕적으로 그리고 법적으로 허용된다. 이런 치료의 원래 의도는 고통의 경감이지 치료나 혹은 죽음의 촉진은 아니다.

감당할 수 없고 완화 불가능한 통증을 가진 말기 대상자들의 통증은 바비츄레잇이나 벤조다이아제핀과 신경완화제의 혼용을 이용한 진정을 통해 치료할 수 있다. 그러나 이러한 치료를 시작하기 전에 대상자와 그 가족에게 주의 깊고 사려 깊은 상담이 이뤄져야 한다. 이런 치료는 도덕적이고 법적이며 다시 한 번 강조하지만 이런 치료의 원래 의도는 고통의 경감이지 질병의 치료나 혹은 죽음의 촉진은 아니다. 완화될 수 없는 통증을 가진 대상자들을 위해서는 진정이 그들의 죽음을 용이하게 하고 가족 구성원들의 고통을 줄여 준다.

앞으로의 통증 조절(Future pain control)

매우 소수의 암 대상자들은 현대에 사용 가능한 최상의 치료에 의해서도 통증 조절이 되어지지 않고 있다. 최상의 치료는 사용 가능한 약물의 사용, 이 책에서 논의된 다른 치료법들과 사회심리적 그리고 영적 문제들에 대한 적절한 주의가 다 포함된다.

더 많은 대상자들을 위한 보다 나은 통증 조절은 다음에 대한 광범위한 평가가 요구된다.

- 만성 통증을 위한 진통제의 적극적 사용
- 진통제의 사용에 추가된 다른 치료법들의 역할
- 사회 심리적 그리고 영적 문제들의 중요성
- 다학과적 혹은 전인적인 간호접근의 장점

암 통증의 치료는 결코 쉽지 않다. 이는 모든 간호의 관점, 통증 조절이 어려울 때의 보존적 방법들과 대부분의 암 대상자들에게서는 통증과 고통이 효과적으로 치료될 수 있다는 믿음과 같은 세부 사항들에 있어서 주의가 필요하다.

인간들이 쌓을 수 있는 모든 행복은 기쁨에 있지 않고
통증에서부터 해방되는 데 있다.
John Dryden (1631~1700), 인도 황제

Textbooks

Berger A *et al*(eds). Principles and Practice of Palliative Care and Supportive Oncology, 2nd edition. Lippincott Williams & Wilkins, 2002.
Bruera E and Portenoy R (eds). Cancer Pain. 2nd edition. Cambridge University Press, 2009.
Davis M *et al*(eds). Opioids in Cancer Pain. 2nd edition. Oxford University Press, 2009.
Dickman A *et al*. The Syringe Driver, 2nd edition. Oxford University Press, 2005.
Hanks G *et al*(eds). The Oxford Textbook of Palliative Medicine, 4th edition.
Oxford University Press, 2009.
Ferrell B and Coyle N(eds). Textbook of Palliative Nursing. Oxford University Press, 2001.
de Leon-Casasola O(ed). Cancer Pain. Saunders Elsevier, 2006.
Loeser J *et al*(eds). Bonica's Management of Pain. Lippincott Williams Wilkins, 2001.
Regnard C and Hockley J. A Guide to Symptom Relief in Palliative Care, 5th edition.
Radcliffe Medical Press, 2004.
Sykes N *et al*(eds). Clinical Pain Management: Cancer. 2nd edition. Edward Arnold, 2008.
Twycross R *et al*. Palliatve Care Formulary, 3rd edition. Palliativedrugs.com, 2008.
Woodruff R. Palliative Medicine - Evidenced-based symptomatic and supportive care for patients with advanced cancer, 4th edition Oxford University Press, 2004.

World Health Organisation Cancer Pain Relief. WHO, 1996.

부록

APPENDIX

약물요법에 제시된 성분명 대조표

성분명/약품명	국내 시판 형태
Paracetamol	Acetaminophen
Codeine	Codeine hydrochloride
Oxycodone	Oxycodone hydrochloride
Tramadol	Tramadol hydrochloride
Morphine	Morphine hydrochloride Morphine sulfate
Hydromorphone	Hydromorphone hydrochloride
Methadone	국내 시판 안 함
Fentanyl	Fentanyl (Durogesic patch) Fentanyl citrate (정, 주)
Aspirin	Aspirin
Diflunisal	Diflunisal
Diclofenac	Diclofenac sodium
Indomethacin	Indomethacin Indomethacin sodium
Sulindac	Sulindac
Ibuprofen	Ibuprofen
Ketoprofen	Ketoprofen
Ketorolac	Ketorolac tromethamol Ketorolac tromethamine
Naproxen	Naproxen Naproxen sodium
Piroxicam	Piroxicam
Tenoxicam	Tenoxicam
Meloxicam	Meloxicam
Celecoxib	Celecoxib
Etoricoxib	국내 시판 안 함

성분명/약품명	국내 시판 형태
Dextropropoxyphene	판매 중단됨
Pethidine	Pethidine hydrochloride
Buprenorphine	Buprenorphine
Naloxone	Naloxone hydrochloride
Pentazocin	Pentazocin Pentazocin hydrochloride
Haloperidol	Haloperidol
Metoclopramide	Metoclopramide hydrocloride
Cyclizine	국내 시판 안 함
Midazolam	Midazolam
Clonazepam	clonazepam
Hyoscine hydrobromide	Hyoscine hydrobromide
Hyoscine butylbromide	Hyoscine butylbromide
Glycopyrrolate	Glycopyrrolate
Prochlorperazine	판매 중단됨
Chlorpromazine	Chlorpromazine hydrocloride
Phenytoin	Phenytoin
Diazepam	Diazepam
Intrasite	국내 시판 안 함
Hydrogel	ydrogel
Methylmorphine	국내 시판 안 함
Alfentanil	Alfentanil hydrochloride
Sufentanil	Sufentanil citrate
Remifentanil	Remifentanil hydrochloride
Erythromycin	Erythromycin
Ketoconazole	Ketoconazole
Ciprofloxacin	Ciprofloxacin
Carbamazepine	Carbamazepine
Phenobarbital	Phenobarbital

성분명/약품명	국내 시판 형태
Prednisolone	Prednisolone
Dexamethasone	Dexamethasone
Hydrocortisone	Hydrocortisone
Sodium valproate	Sodium valproate
Oxcarbazepine	Oxcarbazepine
Gabapentin	Gabapentin
Amitriptyline	Amitriptyline hydrochloride
Fluoxetine	Fluoxetine hydrochloride
Paroxetine	Paroxetine Paroxetine hydrochloride
Imipramine	Imipramine hydrochloride
Doxepin	Doxepin hydrochloride
Lignocaine	Lidocaine
Mexiletine	Mexiletine hydrochloride
Flecainide	Flecainide acetate
Tocainide	국내 시판 안 함
Ketamine	Ketamine hydrochloride
Dextromethorphan	Dextromethorphan hydrobromide
Clonidine	판매 중단됨
Baclofen	Baclofen
Nifedipine	Nifedipine
Capsaicin	Capsaicin
Hydroxyzine	Hydroxyzine hydrochloride
Cocaine	국내 시판 안 함
Methylphenidate	Methylphenidate hydrochloride
Ritalin	국내 시판 안 함
Cannabinoids	국내 시판 안 함
Tetrahydrocannabinol	국내 시판 안 함
Dantrolene	Dantrolene sodium

성분명/약품명	국내 시판 형태
Pamidronate	Pamidronate disodium
Zoledronic acid	Zoledronic acid
Etidronate	Etidronate disodium
Clodronate	국내 시판 안 함
Bupivacaine	Bupivacaine Bupivacaine hydrochloride
Mianserin	Mianserin hydrochloride
Fluoxetine	Fluoxetine hydrochloride
Alprazolam	Alprazolam
Lorazepam	Lorazepam
Oxazepam	Oxazepam

- Endone은 속효형 oxycodone hydrochloride로 현재 국내에서는 아이알코돈정(5mg)과 오코돈정(5mg)의 제품명으로 판매되고 있으며, Oxycontin은 지속형 oxycodone hydrochloride로 10mg, 20mg, 40mg, 80mg의 용량으로 판매되고 있다. Oxynorm은 캡슐과 액상 형태인 oxycodone hydrochloride로 현재 호주와 뉴질랜드를 비롯한 몇몇 국가에서 시판 중이나 국내에서는 시판되고 있지 않고 있으며, Oxycodone pectinate(Proladone)은 좌약 형태로 국내에는 판매되지 않는다.
- MS contin은 morphine shlfate 서방정으로 10mg과 30mg이 시판되고 있으나, 24시간 지속 효과가 있는 MS mono와 24시간 혹은 12시간 간격으로 투약할 수 있는 Kapanol은 국내에는 없다. 또한 morphine tartrate도 국내 시판되지 않는다.
- Dextropropoxyphene napsylate, destropropoxyphene hydrocloride는 모두 국내 시판이 되지 않는다.

옮긴이 김미란 제주한라대학 간호과

암 통증 관리

초판 인쇄 2011년 2월 25일
초판 발행 2011년 3월 5일

지은이 로저 우드러프
옮긴이 김미란
펴낸이 김기봉
펴낸곳 메디컬코리아

주소 서울 영등포구 문래동1가 39번지 센터플러스빌딩 1118호
출판등록 2005년 12월 7일 제307-2005-50호
전화 02-909-3141
팩스 02-338-4832
전자우편 meko7@paran.com
홈페이지 www.medical-korea.co.kr

ISBN 978-89-6315-208-0 93510

정가 20,000원